Intrakardiale Elektrophysiologie

Springer

Berlin
Heidelberg
New York
Barcelona
Budapest
Hongkong
London
Mailand
Paris
Santa Clara
Singapur
Tokio

Claus Schmitt

Intrakardiale Elektrophysiologie

Einführung
anhand typischer Fallbeispiele

Mit 136 Abbildungen

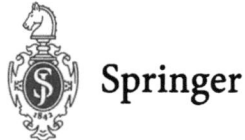 Springer

PD Dr. Claus Schmitt
I. Med. Klinik (Kardiologie)
Klinikum rechts der Isar
Ismaninger Straße 22
81675 München

ISBN-13: 978-3-540-60449-5   e-ISBN-13: 978-3-642-80023-8
DOI: 10.1007/978-3-642-80023-8

Die Deutsche Bibliothek — CIP-Einheitsaufnahme
Schmitt, Claus:
Intrakardiale Elektrophysiologie: Einführung
anhand typischer Fallbeispiele/Claus Schmitt. – Berlin;
Heidelberg; New York; Barcelona; Budapest; Hong Kong;
London; Milan; Paris; Tokyo: Springer, 1996

Umschlaggestaltung: Springer-Verlag, Design & Production
Satz: Thomson Press (India) Ltd., New Delhi
SPIN: 10495998   23/3134/SPS – 5 4 3 2 1 0 – Gedruckt auf säurefreiem Papier

Vorwort

Dies ist kein systematisches Lehrbuch der klinischen Elektrophysiologie. Anlaß für diese *Einführung* in die intrakardiale Elektrophysiologie war vielmehr die eigene Erfahrung und die Frage vieler interessierter Kardiologen nach einem „Einstieg" in typische Fragestellungen der invasiven Elektrophysiologie, für den es mit deutschsprachigen Publikationen nur wenige Möglichkeiten gibt.

Gewählt wurden für diese Einführung typische Fallbeispiele, um exemplarisch die elektrophysiologische Vorgehensweise darstellen zu können. Zunächst werden in einem Grundlagenkapitel wichtige elektrophysiologische Phänomene demonstriert, die durch programmierte atriale und ventrikuläre Stimulation induziert werden können. Im weiteren werden im „typischen Fall" Oberflächen-EKG und intrakardiale Elektrogramme gegenübergestellt und Kennzeichen einzelner Arrhythmieformen erläutert. Dabei wurde besonderer Wert auf differential-diagnostische Überlegungen gelegt, wobei bereits das konventionelle Oberflächen-EKG schon sehr viele Hinweise gibt (z. B. in bezug auf die Fragestellung ventrikuläre Tachykardie/supraventrikuläre Tachykardie mit aberranter Überleitung oder Lokalisation einer akzessorischen Leitungsbahn bei Wolff-Parkinson-White-Syndrom). In Zweifelsfällen sichert das intrakardiale Elektrogramm die Diagnose, wie in vielen Fallbeispielen gezeigt.

Der Text ist knapp gehalten, da sich intrakardiale Aufzeichnungen, ähnlich wie das Oberflächen-EKG, dem Untersucher in entscheidender Weise optisch erschließen.

Die klinische Elektrophysiologie hat in den letzten Jahren durch das Verfahren der Katheterablation tachykarder Arrhythmien und die Möglichkeit der Implantation interner Defibrillatoren zur Therapie maligner ventrikulärer Tachyarrhythmien wesentlich an Bedeutung gewonnen. Damit hat sich ein bedeutsamer Wandel der elektrophysiologischen Arbeitsweise von einem diagnostischen zu einem therapeutischen Verfahren vollzogen. Dementsprechend liegt ein besonderer Schwerpunkt auf der Methodik der Radiofrequenzablation und dem klinischen Einsatz sowie der Programmierung von Schrittmacher-Defibrillator-Systemen.

Es ist zu hoffen, daß diese Einführung Anregungen gibt und Interesse weckt, tiefer in die „Geheimnisse" des konventionellen und intrakardialen EKG vorzudringen.

Den Mitarbeitern der elektrophysiologischen Arbeitsgruppe am Klinikum rechts der Isar, insbesondere Frau Marianne Eichinger, sei an dieser Stelle für die unermüdliche Hilfe gedankt.

München, im Sommer 1995   CLAUS SCHMITT

Inhaltsverzeichnis

Grundlagen

Technik der His-Bündelableitung 1
Schema zur Vorgehensweise bei elektrophysiologischer Untersuchung 8
Aktivationssequenz 10
Beispiele 11
Atriale Stimulation
   Sinusknotenerholungszeit 12
   Wenckebach-Punkt 13
   2:1-Block 14
   Duale AV-Leitungseigenschaften 15
   Refraktärzeit des AV-Knotens 17
   Gap-Phänomen 18
   Refraktärzeit des Atriums 19
   Intraatrialer Echoschlag 20
   AV-nodaler Echoschlag 21
Ventrikuläre Stimulation
   Keine retrograde Leitung 22
   Retrograde Leitung 23
   „Bundle branch reentry" 27
   Idioventrikulärer Echoschlag 29
   Retrograde duale Leitungseigenschaften 30
   Normwerte bei atrialer Stimulation 32

Elektrophysiologische Untersuchungen bei Bradykardien

Allgemeine Erläuterungen zu elektrophysiologischen Untersuchungen
   bei Bradykardien 35
Beispiele
   Bifaszikulärer Block, verlängerte HV-Zeit 37
   Infrahisärer Block 38
   Hypersensitiver Karotis-Sinus 40

Elektrophysiologische Untersuchungen und Therapien bei Tachykardien

Elektrophysiologische Untersuchungen und Therapien bei Vorhofarrhythmien 41
Vorhofflimmern 42

Vorhofflattern 43
Präexzitationssyndrome 46
Katheterablation 58
AV-Knotentachykardien 92
Vorhoftachykardien (atriale Tachykardien), Vorhofflattern,
    Vorhofflimmern 113
Elektrophysiologische Untersuchungen und Therapien
    bei Kammerarrhythmien 123
Allgemeine Erläuterungen zu ventrikulären Tachyarrhythmien 123
Allgemeines zu implantierbaren Kardioverter-Defibrillator-Systemen 126
Beispiele
    Kammerflimmern 131
    Monomorphe ventrikuläre Tachykardie 132
    Implantierbare Schrittmacher/Kardioverter-Defibrillator-Systeme 139
    Unaufhörliche ventrikuläre Tachykardie 146
    Bundle-branch-reentry-VT 150
    VT bei rechtsventrikulärer Dysplasie 154
    Idiopathische VT 156
    QT-Syndrom/polymorphe VT 160
Ausblick: Interne atriale Defibrillation 164

Literatur 167

Sachverzeichnis 173

Abkürzungsverzeichnis

A	Atrium
Ae	atriales Echo
Abl	Ablation
AP	„accessory pathway"
ATP	antitachykardes Pacing
AV	atrioventrikulär
AVNRT	AV-nodale Reentrytachykardie
BBR	„bundle branch reentry"
CS	Koronarsinus
CV	Kardioversion
dis	distal
H	His-Potential
HBE	His-Bündel-Elektrogramm
HF	Herzfrequenz
HRA	hoher rechter Vorhof
IAR	intraatrialer „reentry"
ICD	implantierbarer Kardioverter-Defibrillator
IVR	idioventrikulärer „reentry"
LAO	linksschräge Projektion
LSB	Linksschenkelblock
LV	linker Ventrikel
MAP	Mapping-Katheter
p.a.	posterior/anterior
PES	programmierte elektrische Stimulation
prox	proximal
PMVT	polymorphe ventrikuläre Tachykardie
RA	rechter Vorhof
RAO	rechtsschräge Projektion
RB	rechtes Bündel
RCA	rechte Koronararterie
RF	Radiofrequenz
RSB	Rechtsschenkelblock
RV	rechter Ventrikel
RVA	rechtsventrikulärer Apex
RVOT	rechtsventrikulärer Ausflußtrakt

S	Stimulus
S1	festfrequente Stimuli
S2	
S3	vorzeitige Stimuli
S4	
SA	sinuatrial
SP	„slow pathway"
SR	Sinusrhythmus
V	Ventrikel
VF	Kammerflimmern
VT	ventrikuläre Tachykardie
WPW	Wolff-Parkinson-White-Syndrom
ZL	Zykluslänge

Grundlagen

Die Aufzeichnung eines His-Potentials ist für viele elektrophysiologische Fragestellungen von entscheidender Bedeutung. Die Registrierung des His-Bündelelektrogrammes (HBE) ist im Laufe der Jahre zu einem Standardverfahren geworden,
das insbesondere bei der Differentialdiagnose tachykarder Rhythmusstörungen
unentbehrlich ist.

Technik der His-Bündelableitung

Den einfachsten Zugangsweg stellt die Punktion der rechten V. femoralis in
Seldinger-Technik dar. Unter Röntgendurchleuchtung wird eine passagere Schrittmachersonde bis in den Übergangsbereich rechter Vorhof/rechter Ventrikel vorgeführt. Unter Rückzug der Sonde am rechtsventrikulären Septum wird das
His-Bündelelektrogramm registriert, das aus drei typischen Komponenten besteht:
einem atrialen Signal, dem His-Potential und einem ventrikulären Signal (Abb. 1).
Durch Drehung der Schrittmachersonde im Uhrzeigersinn beim Rückzug läßt sich
das His-Potential häufig leichter erfassen. Es ist darauf zu achten, daß eine
möglichst große atriale Komponente registriert wird, d. h. die Schrittmacherelek-
trode muß möglichst weit proximal liegen, um zu vermeiden, daß fälschlicherweise
ein Potential vom rechten Schenkel des Reizleitungssystems für das His-Potential
gehalten wird (Abb. 2). Bewährt hat sich auch der Einsatz mehrpoliger Katheter,
womit proximale und distale Anteile der His-Bündelregion gleichzeitig abgeleitet
werden können (Abb. 3).

HIS-Bündelelektrogramm (HBE)

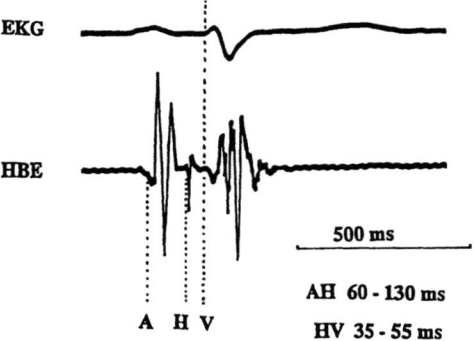

Abb. 1. Das His-Bündelelektrogramm (*HBE*) hat typischerweise drei Komponenten: *A* Atrium, *H* His-Potential und *V* Ventrikel. Routinemäßig bestimmt werden das AH-Intervall und das HV-Intervall, deren Normwerte oben angegeben sind. Gemessen werden die Intervalle jeweils am Beginn der Potentiale (Deflektion von der Grundlinie, *gepunktete Linie*), wobei für *V* der Beginn des QRS-Komplexes im Oberflächen-EKG gewählt wird

HIS-Bündelelektrogramm

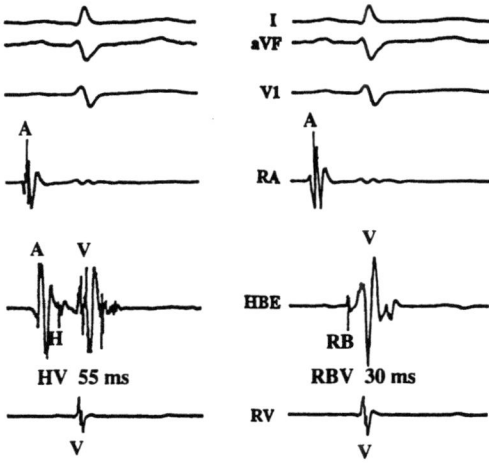

Abb. 2. His-Potential (*links*) und rechtes Bündelpotential (*rechts*). Dargestellt sind die Oberflächenableitungen *I*, *aVF* und *V*1 sowie endokardiale Ableitungen aus dem rechtem Vorhof (*RA*), der His-Bündelregion (*HBE*) und dem rechten Ventrikel (*RV*). *Links*: regelrechte His-Ableitung mit großer atrialer Komponente und einem HV-Intervall von 55 ms. *Rechts*: distale Lage des His-Bündelkatheters im rechten Ventrikel ohne Registrierung eines atrialen Elektrogrammes mit Ableitung eines Potentials des rechten Bündels (*RB*) des Reizleitungssystems. Dieses Potential geht unmittelbar dem Ventrikelsignal voraus, so daß das RBV-Intervall deutlich kürzer ist als das HV-Intervall

HIS-Bündelelektrogramm (HBE)

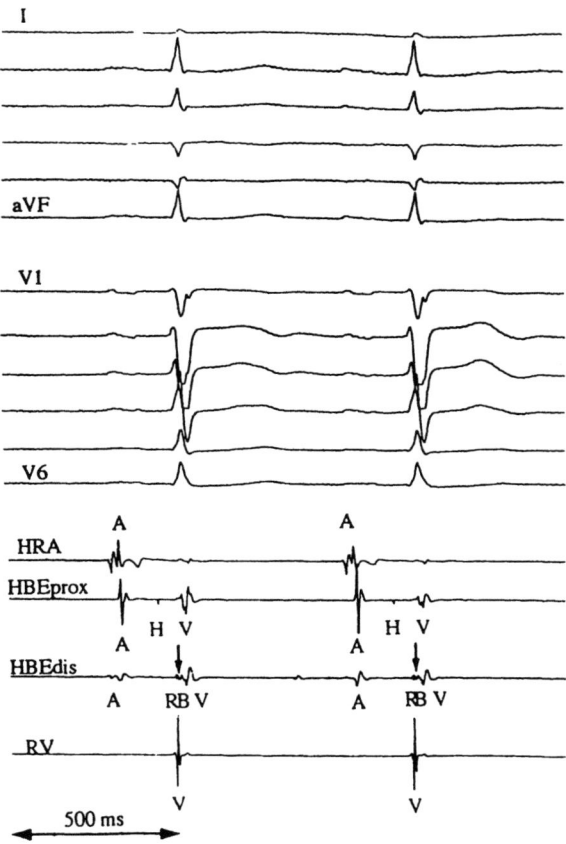

Abb. 3. Simultane Registrierung von His-Potential und rechtem Bündelpotential. Gleichzeitige Ableitung eines His-Potentials (H) in den proximalen Ableitungen ($HBEprox$) und eines rechten Bündelpotentials (RB, *Pfeil*) in den distalen Ableitpolen ($HBEdis$) einer 4poligen Elektrode. Außerdem atriales Signal (A) aus hohem rechten Vorhof (HRA) und Ventrikelsignal (V) aus rechtem Ventrikel (RV)

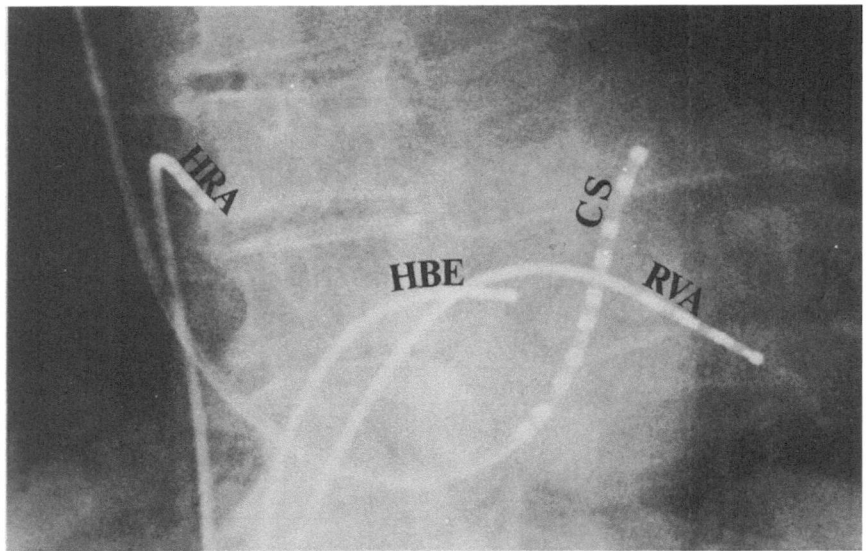

Abb. 4. Typische Schrittmacherlage bei elektrophysiologischer Untersuchung. Über die V. femoralis wurden eingeführt: eine Schrittmachersonde in den rechtsventrikulären Apex (*RVA*), in die His-Bündelregion (*HBE*) und in den hohen rechten Vorhof (*HRA*). Die hier abgebildeten 4poligen Katheter erlauben bipolares Pacing (distale Pole) und gleichzeitig bipolares Sensing (proximale Pole): über die V. jugularis rechts wurde ein 10poliger Ableitkatheter in den Koronarsinus (*CS*) plaziert, um elektrische Aktivität des linken Vorhofs zu erfassen. Die distalen Pole registrieren anterolaterale bzw. laterale Elektrogramme, die proximalen Pole posterolaterale bzw. posteroseptale Elektrogramme des linken AV-Klappenringes

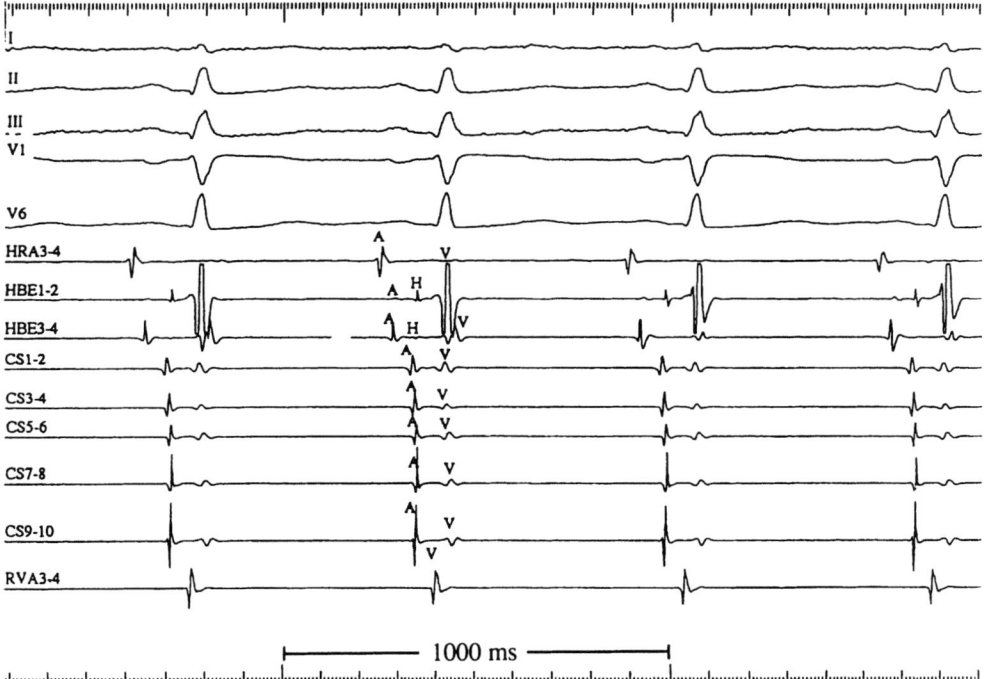

Abb. 5. Korrespondierend zum Röntgenbild in Abb. 4 sind hier die endokardialen Ableitungen der einzelnen Schrittmacherelektroden aufgezeichnet: atriale Elektrogramme aus dem hohen rechten Vorhof (*HRA 3-4*), distale und proximale His-Bündelableitung (*HBE 1-2 und 3-4*). Elektrogramme aus dem distalen (*CS 1-2*) bis proximalen (*CS 9-10*) Koronarsinus und aus dem rechtsventrikulären Apex (*RVA 3-4*). Die Koronarsinusableitungen zeigen typischerweise eine atriale (*A*) und eine ventrikuläre (*V*) Komponente

Schema zur Vorgehensweise bei elektrophysiologischer Untersuchung

Die typische Sondenlage bei elektrophysiologischer Untersuchung zeigt Abb. 4. Üblicherweise werden elektrische Signale aus dem rechten Vorhof, der His-Bündelregion und dem rechten Ventrikel aufgezeichnet. Bei allen supraventrikulären Rhythmusstörungen sowie bei Rhythmusstörungen unklarer Genese sollten zusätzlich Ableitungen aus dem Koronarsinus registriert werden, um atriale und ventrikuläre Elektrogramme des linken AV-Klappenringes zu erfassen (Abb. 5). Damit ist es möglich, die anterograde Aktivationssequenz (im Sinusrhythmus und bei atrialer Stimulation) und die retrograde Aktivationssequenz (bei ventrikulärer Stimulation) zu analysieren (Abb. 6). Dies ist besonders wichtig zur Lokalisation einer akzessorischen Leitungsbahn beim WPW-Syndrom. So werden etwa bei Vorliegen einer linkslateralen Leitungsbahn die distalen Koronarsinuspole vorzeitig erregt und geben somit einen Hinweis für die Insertion eines akzessorischen Bündels.

Für Routineuntersuchungen hat es sich bewährt, ein bestimmtes Untersuchungsschema einzuhalten, um wichtige Befunde nicht zu übersehen.

Atriale Stimulation

(Normwerte werden in der Übersicht S. 32 angegeben.);
- Bestimmung der Sinusknotenerholungszeit (Abb. 7):
- Untersuchung der atrioventrikulären Überleitung mittels atrialer Stimulation mit Bestimmung der 1:1-Überleitung, des Wenckebach-Punktes (Abb. 8) und der 2:1-Überleitung von Vorhof- auf Ventrikelebene (Abb. 9);
- Vorzeitige atriale Stimulation (programmierte Vorhofstimulation). Beispiele zeigen die Abb. 10–16. Nach Anhebung der Grundfrequenz z. B. auf 100/min (Zykluslänge 600 ms) bzw. 150/min (Zykluslänge 400 ms) für 8–10 Schläge (S1) kann durch zunehmend vorzeitige atriale Stimuli (S2) die Refraktärzeit des AV-Knotens und des Vorhofes bestimmt werden (Abb. 10–14). Nach internationaler Übereinkunft werden festfrequente Stimuli mit S1 bezeichnet und vorzeitige Stimuli mit S2. Dementsprechend wird ein zweiter bzw. dritter Extrastimulus mit S3 und S4 markiert. Aus praktischen Erwägungen heraus bestimmen wir lediglich die effektiven Refraktärzeiten, d. h. die Vorzeitigkeit, bei der ein gesetzter Stimulus gerade nicht mehr beantwortet wird. Durch Abgabe von 1–2 vorzeitigen Stimuli können die meisten supraventrikulären Tachykardien reproduziert werden, u. U. ist die Gabe von Katecholaminen (z. B. Isoproterenol) oder Atropin dazu erforderlich (s.S. 93).

Ventrikuläre Stimulation

- Durch Bestimmung der retrograden Überleitung mittels ventrikulärer Stimulation kann festgestellt werden, ob eine retrograde Überleitung besteht (dies ist zu etwa 50% der Fall). Bei Vorliegen einer ventrikuloatrialen (VA-)Leitung kann analog zur Bestimmung des anterograden Wenckebach-Punktes die VA-Leitung überprüft werden. Wie bereits erwähnt, sollte die retrograde Aktivationssequenz der einzelnen endokardialen Ableitungen analysiert werden (Abb. 17 und 18).

- Vorzeitige Ventrikelstimulation (programmierte Kammerstimulation). Beispiele zeigen die Abb. 19–26. Analog zur Vorhofstimulation können durch vorzeitige Ventrikelstimulation Extrastimuli abgegeben werden. Leider gibt es bisher kein einheitliches Stimulationsprotokoll. Ein gebräuchliches Protokoll sieht eine Grundstimulation (S1) von 600 und 400 ms vor (Josephson 1993). Diese kann ausschließlich im rechtsventrikulären Apex (RVA) oder zusätzlich im rechtsventrikulären Ausflußtrakt (RVOT) erfolgen. Bei dokumentierten anhaltenden ventrikulären Tachykardien werden in der Regel bis zu drei konsekutive Extrastimuli appliziert (zur Induktion von Rhythmusstörungen bzw. zur Therapiekontrolle nach antiarrhythmischer Medikation).

Aktivationssequenz

anterograd   **retrograd**

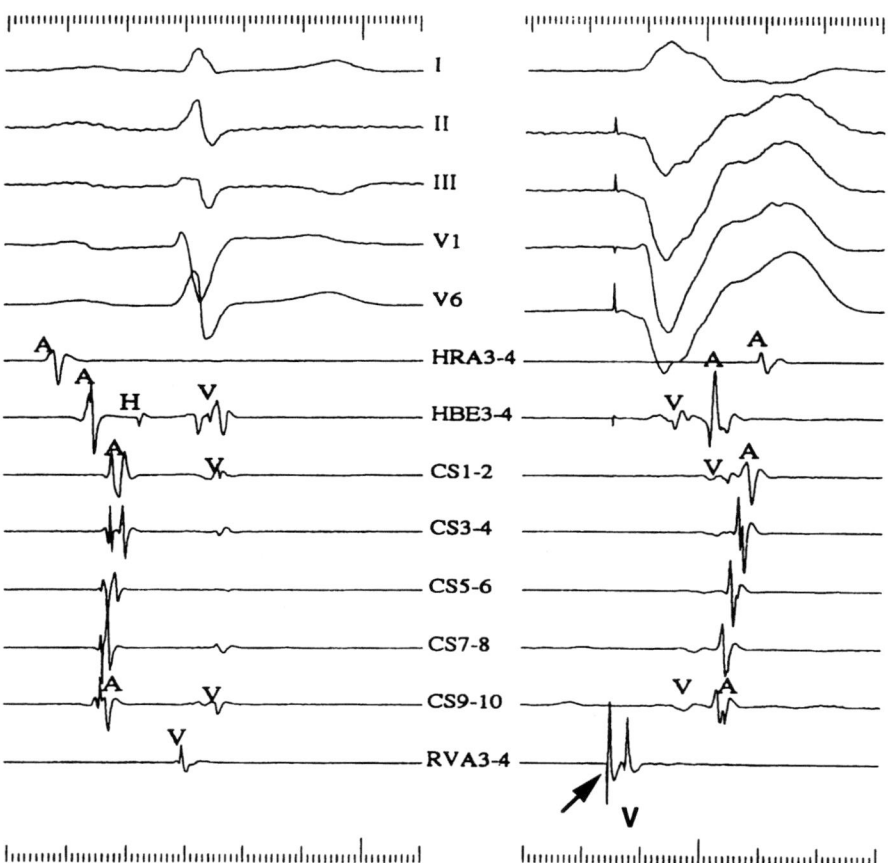

I	
II	
III	
V1	
V6	
HRA3-4	
HBE3-4	
CS1-2	
CS3-4	
CS5-6	
CS7-8	
CS9-10	
RVA3-4	

Abb. 6. Normale Aktivationssequenz. **Links:** Sinusrhythmus. **Rechts:** ventrikuläre Stimulation. Aktiviert wird im Sinusrhythmus zunächst der hohe rechte Vorhof (*HRA 3-4*), gefolgt von atrialer Aktivität in der His-Bündelregion (*HBE 3-4*). Die posteroseptalen Wandabschnitte des AV-Klappenringes (gemessen im proximalen Koronarsinus, *CS 9-10*) werden wenig später erregt, während die linkslateralen Wandabschnitte des AV-Klappenrings zuletzt erregt werden (*A in CS 1-2*). Bei ventrikulärer Stimulation (*Pfeil*) erfolgt die retrograde Aktivierung des Vorhofes über den AV-Knoten, dementsprechend erfolgt die früheste atriale Aktivität im His-Bündelkatheter (*A in HBE 3-4*), gefolgt vom proximalen Koronarsinuskatheter (*A in CS 9-10*), zuletzt werden der laterale linke Vorhof (*A in CS 1-2*) und der hohe rechte Vorhof depolarisiert (*A in HRA 3-4*). Bei Vorliegen einer rechtsseitigen oder linksseitigen akzessorischen Leitungsbahn ist diese Aktivationsfolge verändert (Abb. 43 und 68)

10

Beispiele

Atriale Stimulation

Sinusknotenerholungszeit

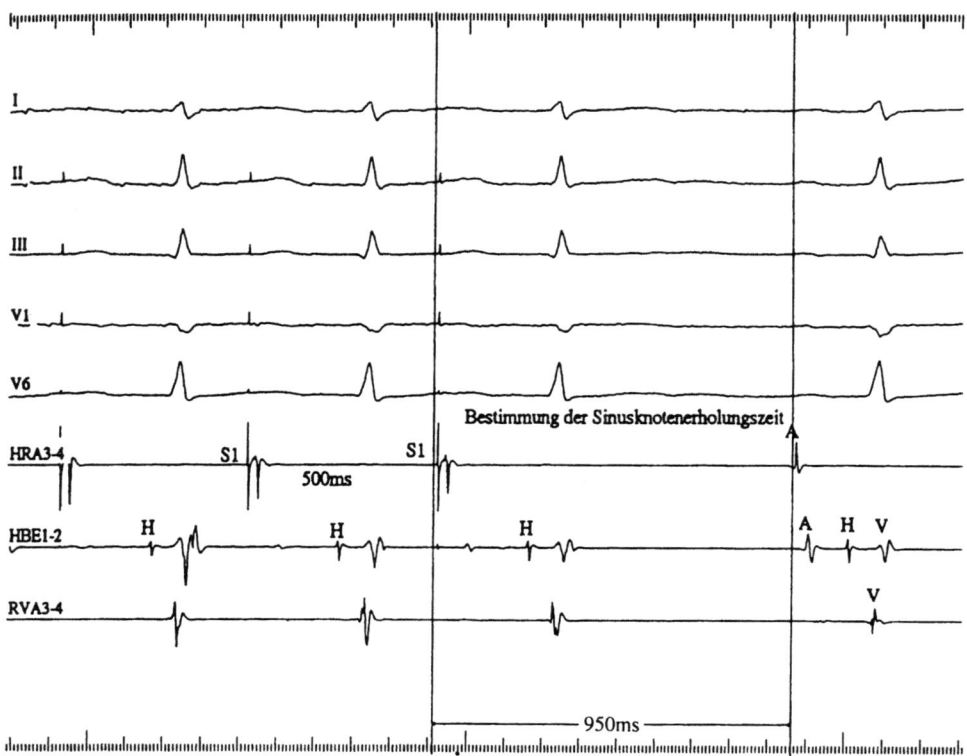

Abb. 7. Bestimmung der Sinusknotenerholungszeit. Dargestellt sind endokardiale Ableitungen vom hohen rechten Vorhof (*HRA 3-4*), der His-Bündelregion (*HBE 1-2*) und des rechtsventrikulären Apex (*RVA 3-4*). Das Prinzip besteht darin, die Spontandepolarisationen des Sinusknotens durch eine atriale Überstimulation für ca. 1 Minute zu supprimieren; nach Stimulationsende bestimmt man das Intervall vom letzten stimulierten atrialen Schlag bis zur ersten Spontanerregung des Vorhofs, die als Sinusknotenerholungszeit bezeichnet wird. Im dargestellten Fall wird nach einer Grundstimulation (*S1*) von 500 ms eine Sinusknotenerholungszeit von 950 ms gemessen. Zeiten bis 1,5 s gelten als normal. Üblicherweise wird die Sinusknotenerholungszeit unter verschiedenen Grundfrequenzen gemessen, z.B. S1–S1, 600 ms, S1–S1 500 ms, S1–S1 400 ms. In Abhängigkeit von der Spontanzykluslänge des Patienten wird die Sinusknotenerholungszeit kürzer oder länger sein. Zur Erlangung eines frequenzunabhängigen Maßes kann die sog. korrigierte Sinusknotenerholungszeit angegeben werden, die sich aus der absoluten Sinusknotenerholungszeit (hier 950 ms) minus der Spontanzykluslänge ergibt. Werte über 550 ms gelten als pathologisch

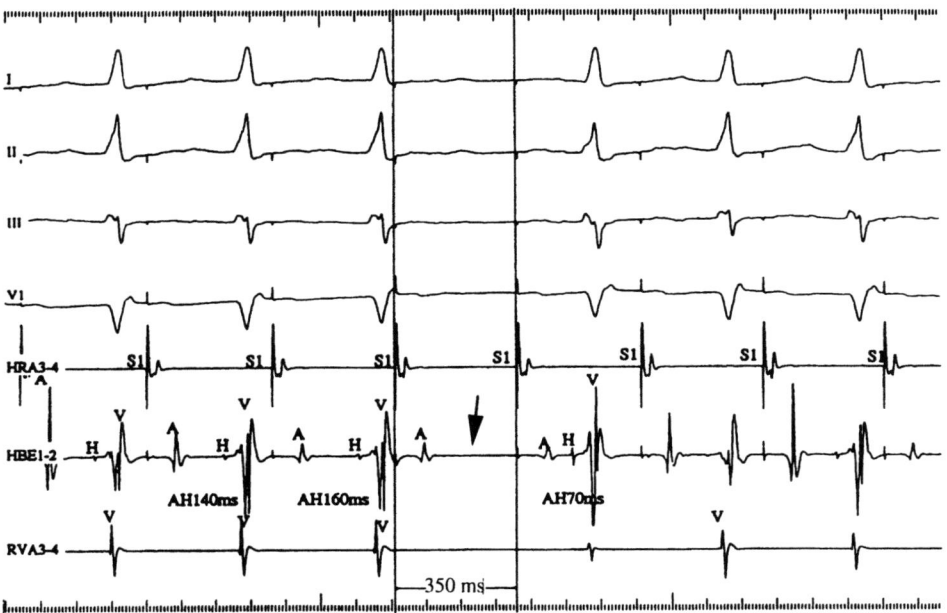

Abb. 8. Bestimmung des Wenckebach-Punktes. Abgabe atrialer Stimuli (*S1*), die ab einer Zykluslänge von 350 ms nicht mehr 1:1 auf die Ventrikelebene übergeleitet werden. Vor Ausfall der Überleitung (*Pfeil*) kommt es zu einer Zunahme der AH-Zeit auf 160 ms im His-Bündelelektrogramm (*HBE*). Der darauf folgende atriale Stimulus erregt zwar den Vorhof(*A*), wird im AV-Knoten jedoch blockiert. Es liegt hier typischerweise ein suprahisärer Block vor (kein erkennbares His-Potential, *Pfeil*). Der nachfolgende Stimulus wird mit einer verkürzten AH-Zeit von 70 ms übergeleitet (Wenckebach-Zyklus)

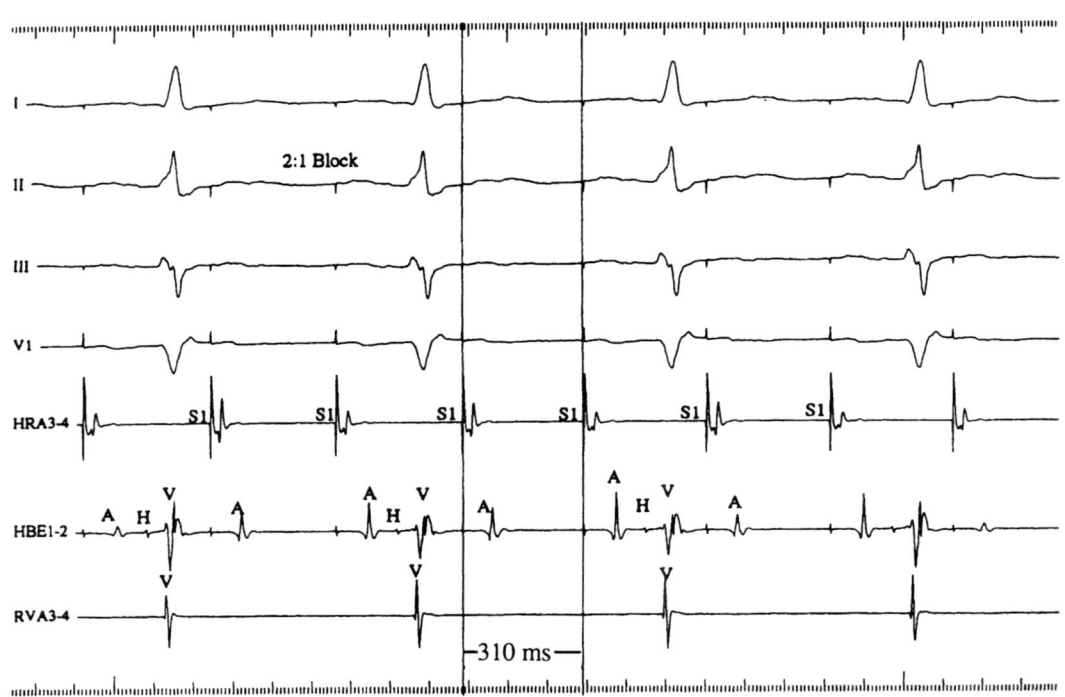

Abb. 9. Gleicher Patient wie in Abb. 8. Unter dekrementaler atrialer Stimulation (Zyklus-länge < 310 ms) kommt es zu einer 2:1-Überleitung auf die Herzkammern. Die AH-Zeit ist in diesem Falle konstant. Auch hier liegt die Leitungsblockierung zwischen A und H (supra-hisärer Block)

Vorzeitige atriale Stimulation bei dualen AV-Leitungseigenschaften

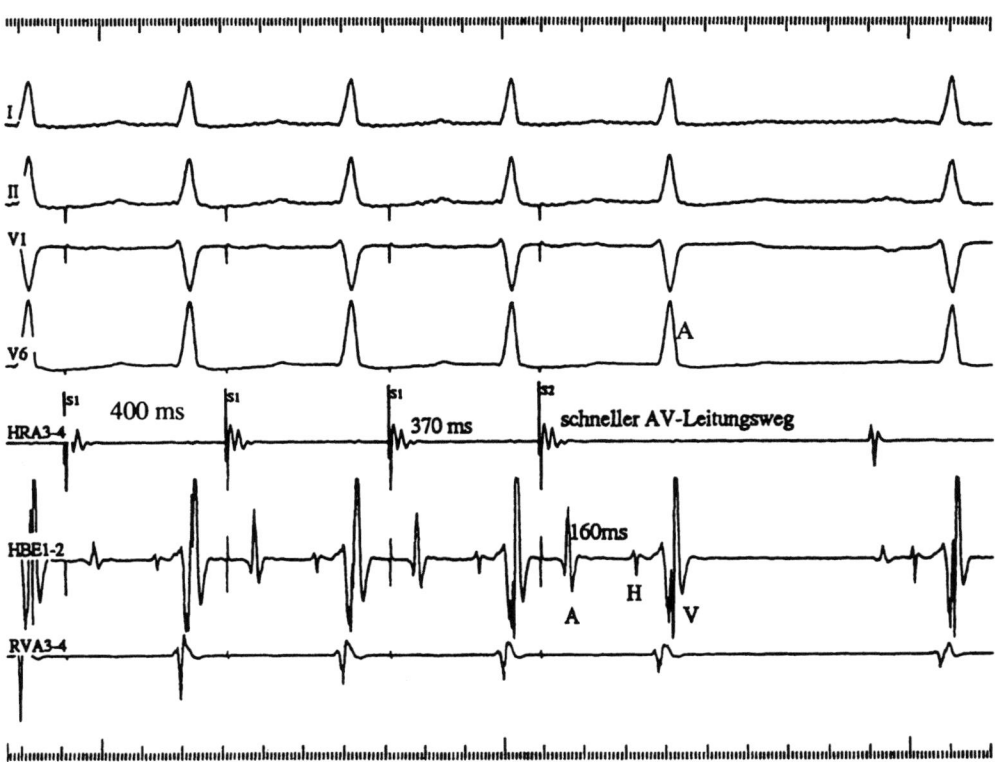

Abb. 10. Schneller AV-Leitungsweg. Basisstimulation im Vorhof (*HRA*) mit einer Frequenz von 150/min (*S1–S1* 400 ms) und Abgabe eines vorzeitigen Impulses (*S1–S2* 370 ms), Überleitung auf Ventrikelebene mit einer AH-Zeit von 160 ms im His-Bündelelektrogramm (*HBE*): *RVA* rechtsventrikulärer Apex. Im Vergleich zur Basisstimulation nur minimal verlängerte AH-Zeit des vorzeitigen Impulses (schneller AV-Leitungsweg)

Vorzeitige atriale Stimulation bei dualen AV-Leitungseigenschaften

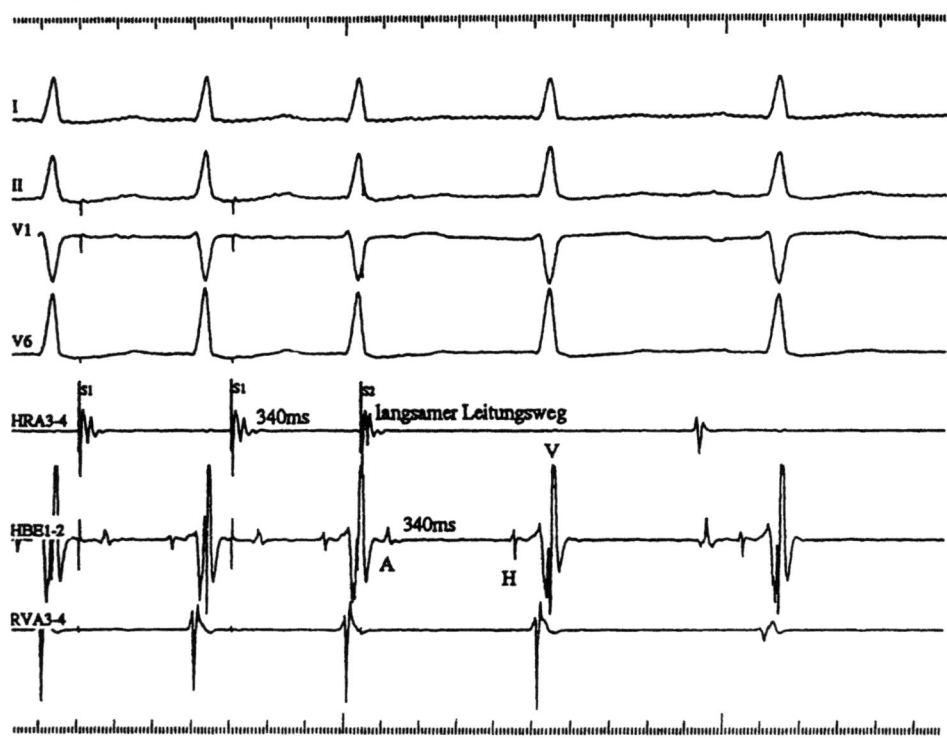

Abb. 11. Langsamer AV-Leitungsweg. Identischer Patient wie in Abb. 10. Bei weiterer Verkürzung des vorzeitigen Vorhofimpulses (S1–S2 340 ms) sprunghafte Verlängerung („jump") der AH-Zeit auf 340 ms (langsamer AV-Leitungsweg). Ein doppelter AV-Leitungsweg (duale AV-Leitungseigenschaft) ist ein häufiger elektrophysiologischer Untersuchungsbefund. Er ist definiert durch abrupte Verlängerung der AH-Zeit um mindestens 50 ms bei schrittweiser Verkürzung der Vorzeitigkeit von S2 um je 10 ms. Abkürzungen s. Abb. 10. Duale AV-Leitungseigenschaften sind Voraussetzung für das Auftreten von AV-Knotenreentrytachykardien (Abb. 81). Physiologischerweise erfolgt die AV-Überleitung bei dualem AV-Leitungsweg immer über die schnelle Bahn; der schnelle AV-Leitungsweg weist allerdings eine längere Refraktärzeit auf, so daß bei frühen atrialen Extrasystolen ein „Umschalten" auf die „langsame" Bahn erfolgt

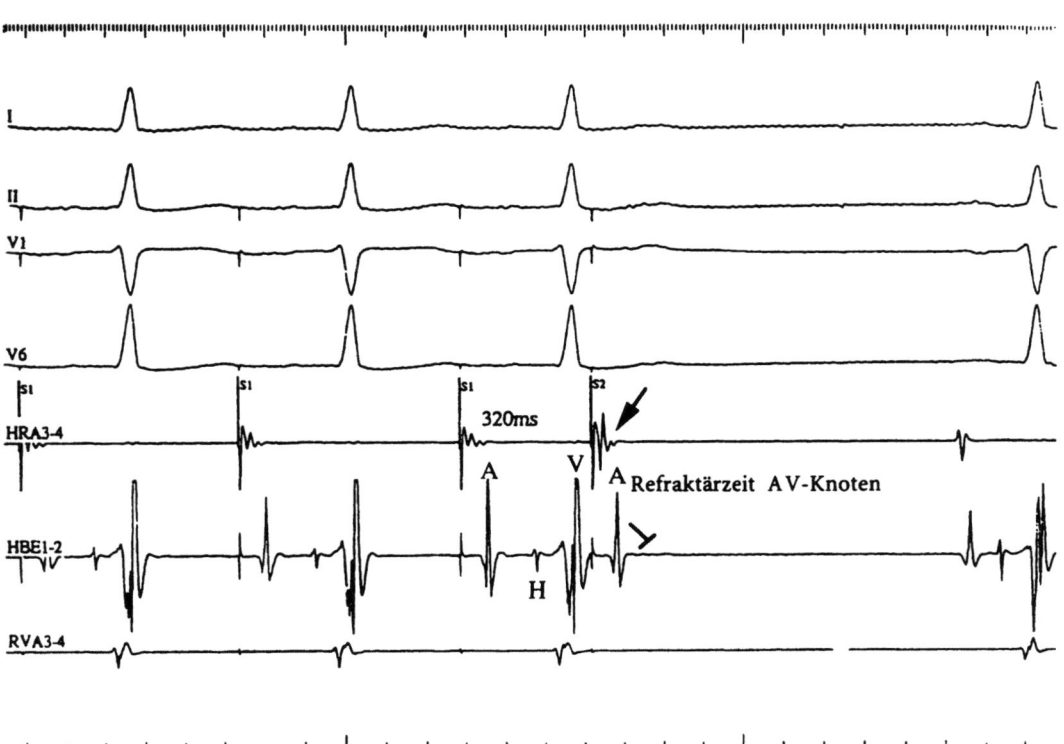

Abb. 12. Refraktärzeit des AV-Knotens. Identischer Patient wie in Abb. 10 und 11. Bei weiterer Verkürzung des vorzeitigen Vorhofimpulses (S1–S2 320 ms) tritt ein AV-Block auf, somit ist die effektive Refraktärzeit des langsamen AV-Leitungsweges erreicht. Der Vorhof selbst ist noch nicht refraktär, erkennbar an der lokalen Depolarisation nach dem Schrittmacherimpuls (*Pfeil nach S2*) und der atrialen Komponente des His-Bündelelektrogrammes. Der Leitungsblock (⊥) liegt, wie dies physiologischerweise der Fall ist, zwischen A und H, also suprahisär. Bezüglich infrahisärer Blockierung s. Abb. 27. u. 28

Vorzeitige atriale Stimulation, Gap-Phänomen

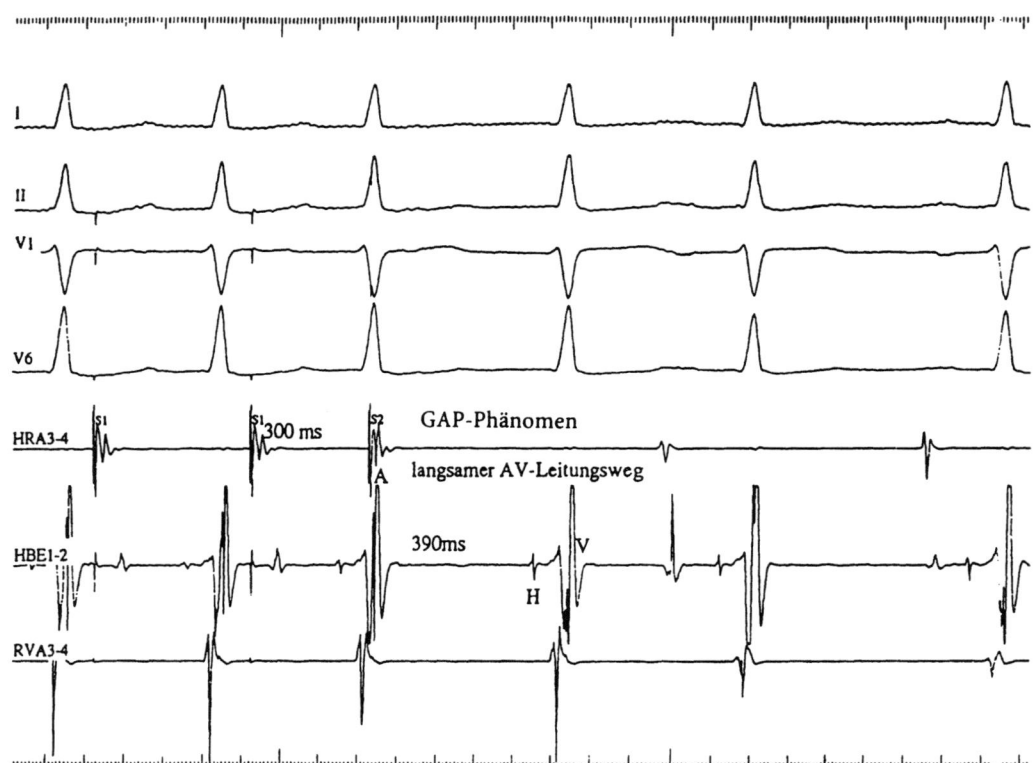

Abb. 13. Gap-Phänomen. Identischer Patient wie in Abb. 10–12. Bei weiterer Verkürzung des Vorzeitigkeitsintervalles (*S1–S2* 300 ms) wird der Vorhofimpuls wieder übergeleitet. Dies ist durch eine zunehmende intraatriale Leitungsverzögerung bei einem früh gesetzten Vorhofimpuls zu erklären, so daß der AV-Knoten erneut überleitet (sog. Gap-Phänomen, eher selten)

Vorzeitige atriale Stimulation, atriale Refraktärzeit

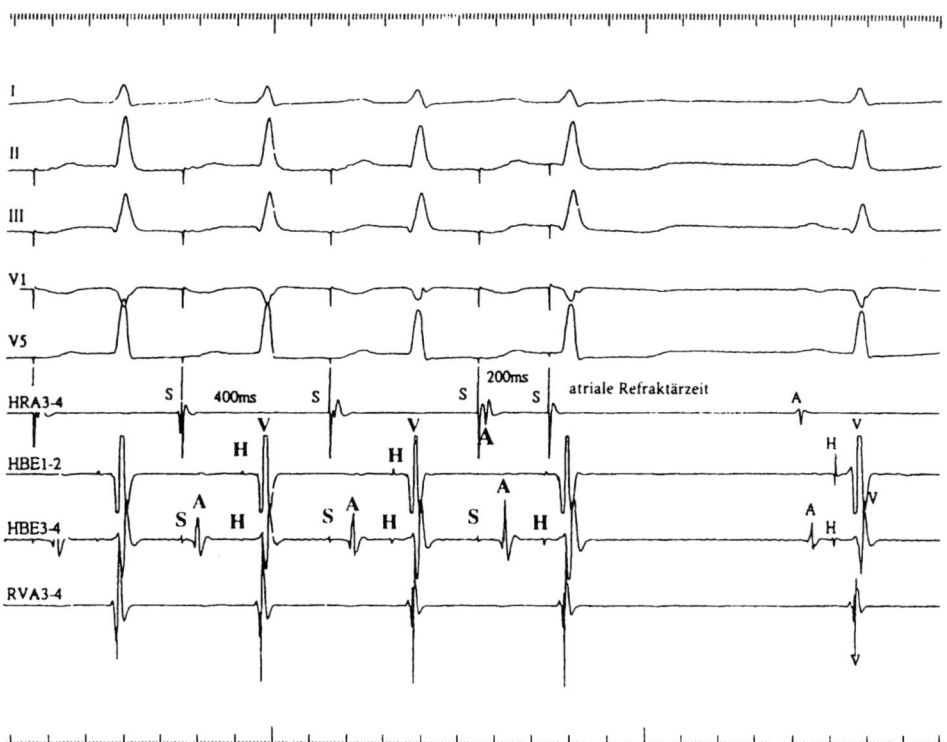

Abb. 14. Bestimmung der atrialen Refraktärzeit. Endokardiale Ableitung aus hohem rechten Vorhof (*HRA*), der distalen und proximalen His-Bündelregion (*HBE 1-2 und 3-4*) sowie aus dem rechtsventrikulärem Apex (*RVA*). Atriale Grundstimulation (*S*) mit 400 ms; nach Abgabe eines kurzgekoppelten vorzeitigen Impulses von 200 ms keine Vorhofdepolarisation, erkenntlich an der fehlenden lokalen Vorhoferregung im Stimulationskatheter sowie an der fehlenden Vorhofdepolarisation im His-Bündelelektrogramm

Vorzeitige atriale Stimulastion, intraatrialer Echoschlag

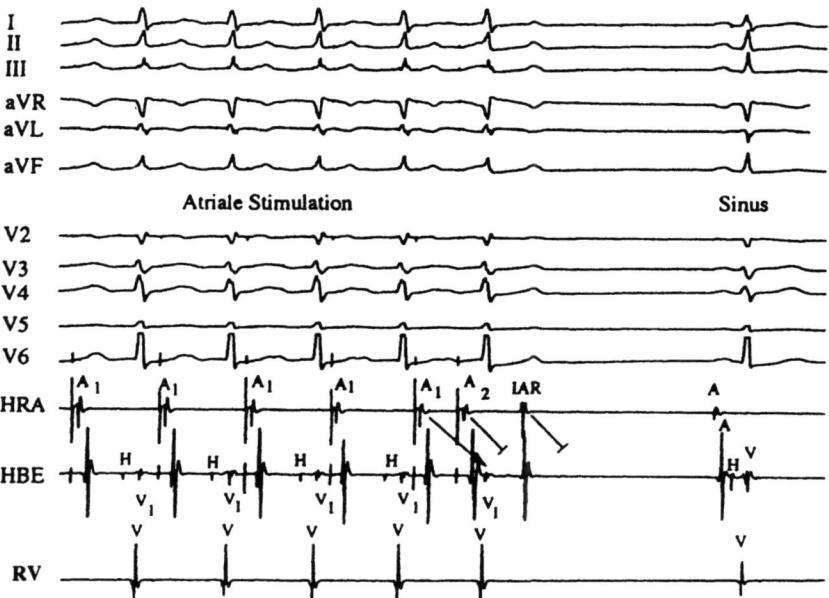

Abb. 15. Intraatrialer Echoschlag (*IAR*, intaatriales „reentry"). Endokardiale Ableitung aus hohem rechten Vorhof (*HRA*) mit atrialer Basisstimulation (*A1*) und einem vorzeitigen atrialen Stimulus (*A2*). Im His-Bündelelektrogramm (*HBE*) ist zu erkennen, daß A1 jeweils zu einer His-Depolarisation (*H*) und einer ventrikulären Überleitung (V1) führt. Der vorzeitige Stimulus A2 wird zwar im AV-Knoten blockiert (⊥), führt aber seinerseits zu einer erneuten Vorhofdepolarisation (*Pfeil*), einem intraatrialen Echoschlag (IAR), der ebenfalls nicht auf den Ventrikel übergeleitet wird (⊥). Intraatriale Echoschläge werden meist durch kurz angekoppelte Vorhofstimuli induziert und können bei repetitivem Auftreten zu Vorhofflimmern oder -flattern führen

Vorzeitige atriale Stimulation, AV-nodaler Echoschlag

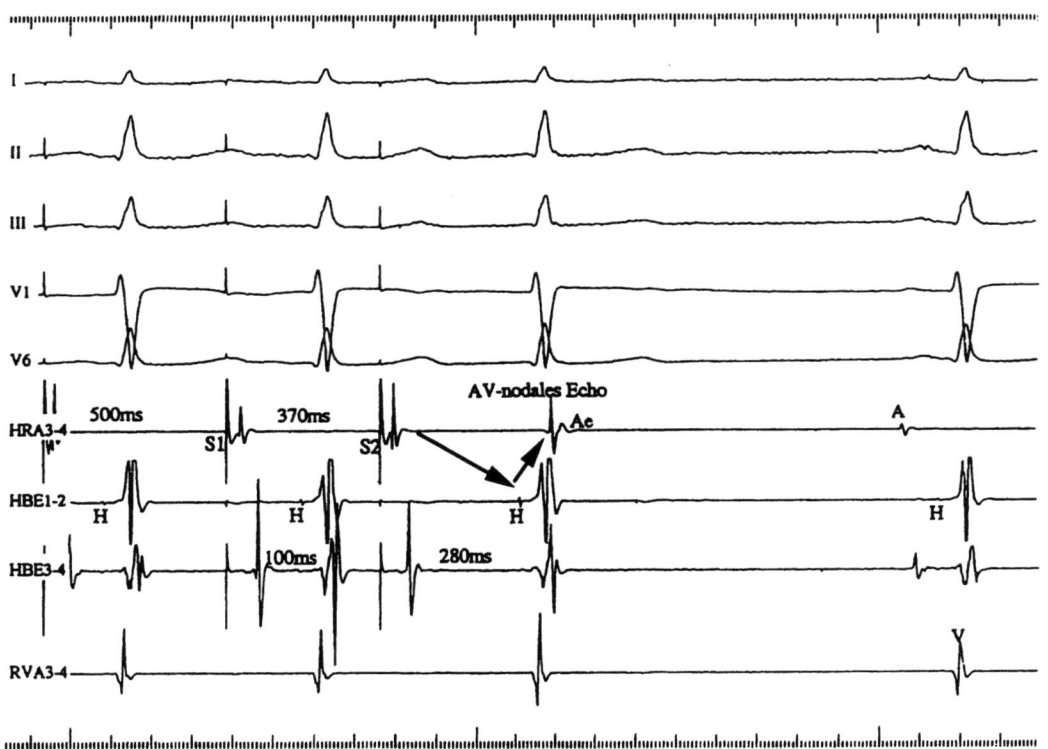

Abb. 16. AV-nodaler Echoschlag. Atriale Basisstimulation mit 500 ms (*S1*) mit vorzeitigem Vorhofimpuls von 370 ms (*S2*), erkennbar in der Vorhofableitung (*HRA*). Während Basisstimulation Überleitung über schnellen AV-Leitungsweg mit relativ kurzer AH-Zeit von 100 ms. Der vorzeitige Vorhofimpuls wird über den langsamen AV-Leitungsweg auf Ventrikelebene geleitet (*langer Pfeil*), erkenntlich an der verlängerten AH-Zeit von 280 ms im His-Bündelelektrogramm (*HBE*). Dieser Impuls wird retrograd über die schnelle Leitungsbahn (kurze HA-Zeit) zum Vorhof zurückgeleitet (*kurzer Pfeil*) und führt zu einem AV-nodalen Echoschlag (*Ae*). Dies setzt duale Leitungseigenschaften des AV-Knotens voraus und ist eine typische Auslösesituation für AV-Knotentachykardien (Abb. 81)

Ventrikuläre Stimulation, Keine retrograde Leitung

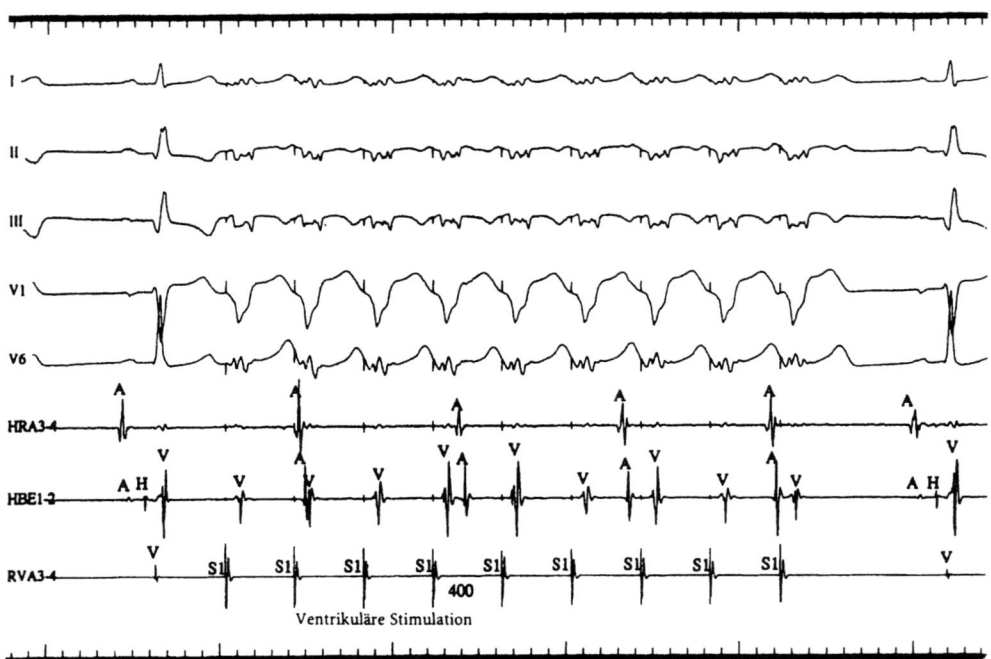

Abb. 17. Bestimmung der ventrikuloatrialen Leitung (VA-Leitung). Ventrikuläre Stimulation mit einer Zykluslänge von 400 ms (*S1–S1*) im rechten Ventrikel (*RVA*). Man erkennt, daß die Vorhofimpulse (*A*) in der Vorhofableitung (*HRA*) unverändert durchlaufen und somit keine VA-Leitung besteht. In der His-Bündelableitung (*HBE*) Dissoziation von Vorhof (*A*)- und Ventrikelsignal (*V*). Zu Beginn und Ende der Aufzeichnung jeweils Sinusschlag. Eine fehlende VA-Leitung schließt eine AV-Reentrytachykardie durch eine akzessorische Leitungsbahn (WPW-Syndrom) aus

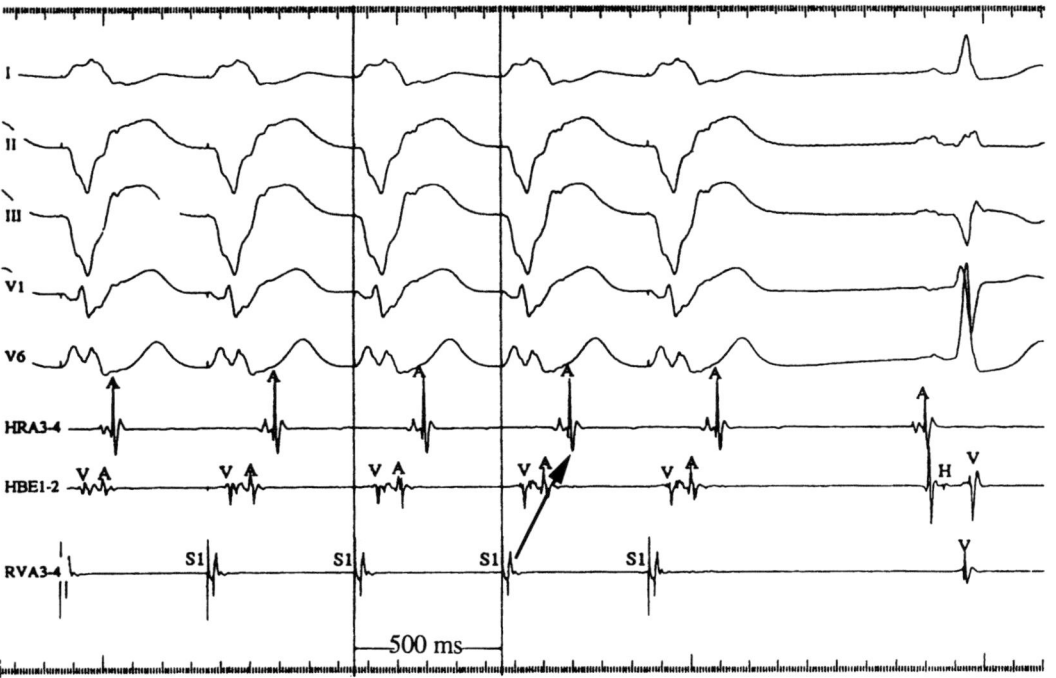

Abb. 18. Ventrikuloatriale Leitung. *Linke Bildhälfte*: ventrikuläre Stimulation vom rechts-ventrikulären Apex (*RVA*) mit einer Zykluslänge von 500 ms (*S1*). Jeder ventrikuläre Impuls wird retrograd über den AV-Knoten zum rechten Vorhof (*HRA*) übergeleitet (*Pfeil*). *Rechte Bildhälfte*: Sinusschlag. (*HBE* His-Bündelelektrogramm)

Vorzeitige Ventrikuläre Stimulation, retrograde Leitung

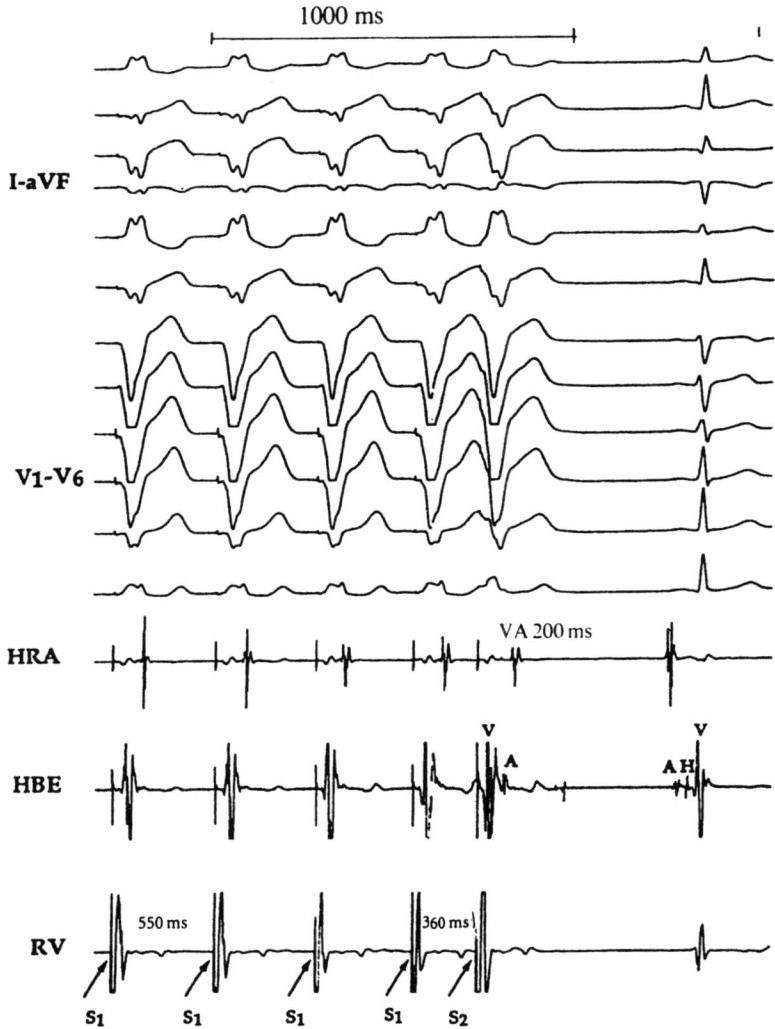

Abb. 19. Programmierte Stimulation im rechten Ventrikel (*RV*) mit einer Grundzyklus-länge von 550 ms (*S1*) und einem vorzeitigen Extrastimulus (*S2*) von 360 ms. Retrograde Leitung ersichtlich an ventrikulärer (*V*) und atrialer (*A*) Komponente im His-Bündelelek-trogramm und am atrialen Elektrogramm im hohen rechten Vorhof (*HRA*) mit einer VA-Leitungszeit des S2 von 200 ms (gemessen von Beginn des QRS-Komplexes des vorzeiti-gen Schlages zu A in HRA)

Vorzeitige ventrikuläre Stimulation, retrograde His-Aktivierung

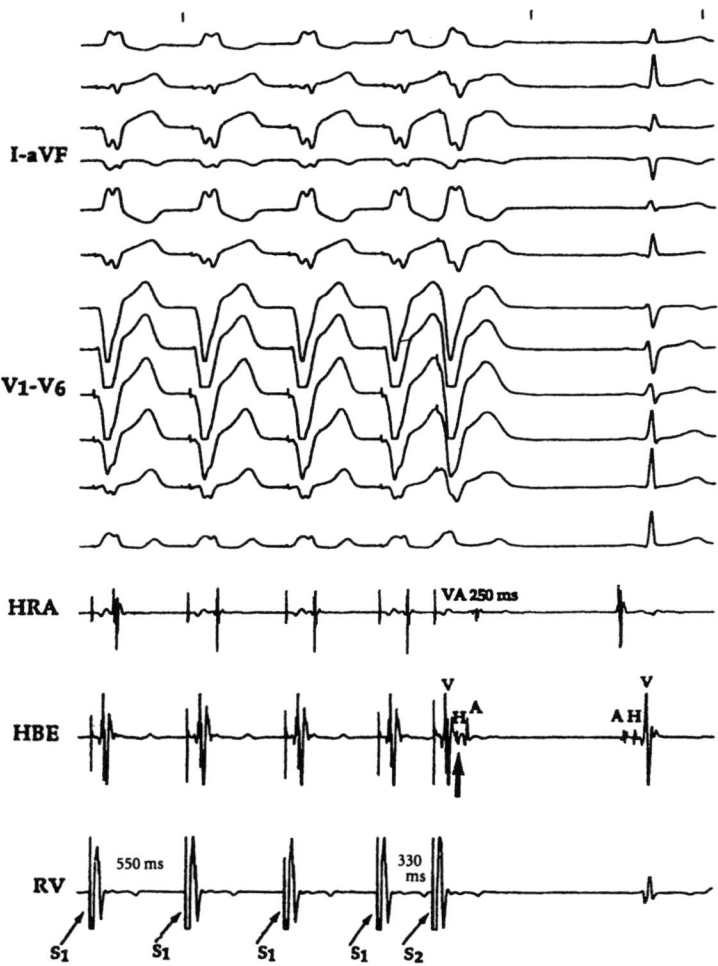

Abb. 20. Retrograde His-Aktivierung. Identischer Patient wie in Abb. 19. Bei Verkürzung von S2 auf 330 ms zunehmende VA-Zeit auf 250 ms (dekrementale Leitung über AV-Knoten). Gleichzeitig retrograde His-Aktivierung (*Pfeil*).

Vorzeitige ventrikuläre Stimulation, retrograde His-Aktivierung

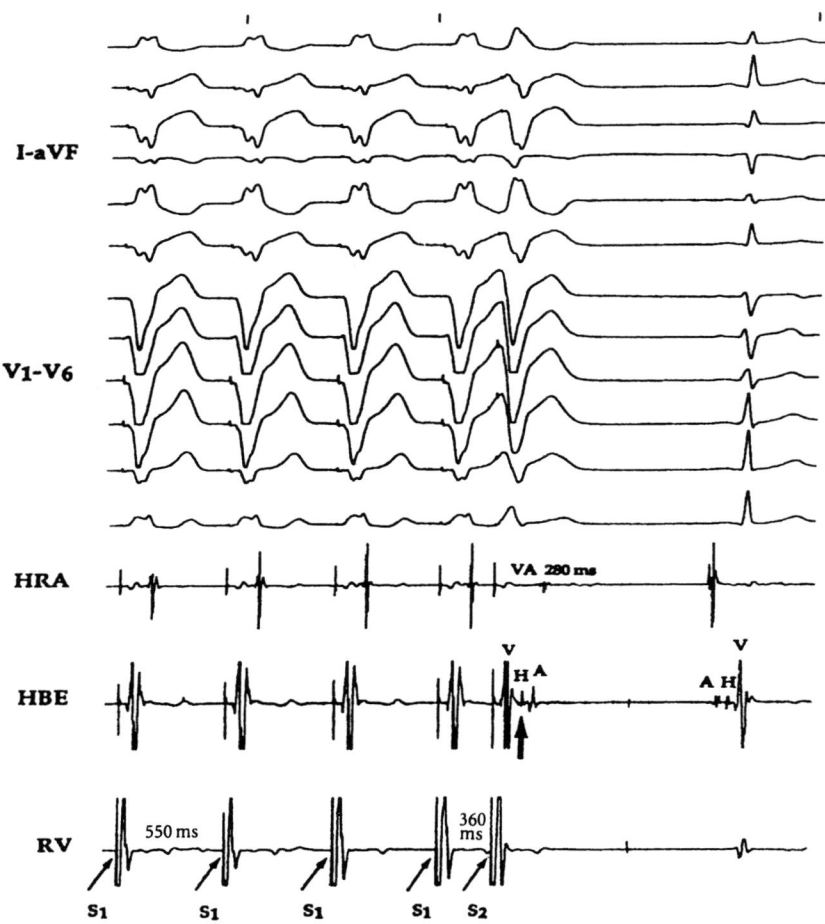

Abb. 21. Retrograde His-Aktivierung (s. Abb. 20). Bei weiterer Verkürzung von S2 auf 300 ms rückt das His-Potential (*H*) weiter aus dem ventrikulärem Elektrogramm (*V*) heraus (*Pfeil*). Zunehmende Verlängerung der ventrikuloatrialen Überleitung (*VA*) auf 280 ms. Bemerkung: Eher seltener Befund, in der Mehrzahl der Fälle mit ventrikuloatrialer Leitung kann bei vorzeitiger Ventrikelstimulation eine retrograde His-Aktivierung nicht eindeutig bestimmt werden

Vorzeitige ventrikuläre Stimulation, „bundle branch reentry"

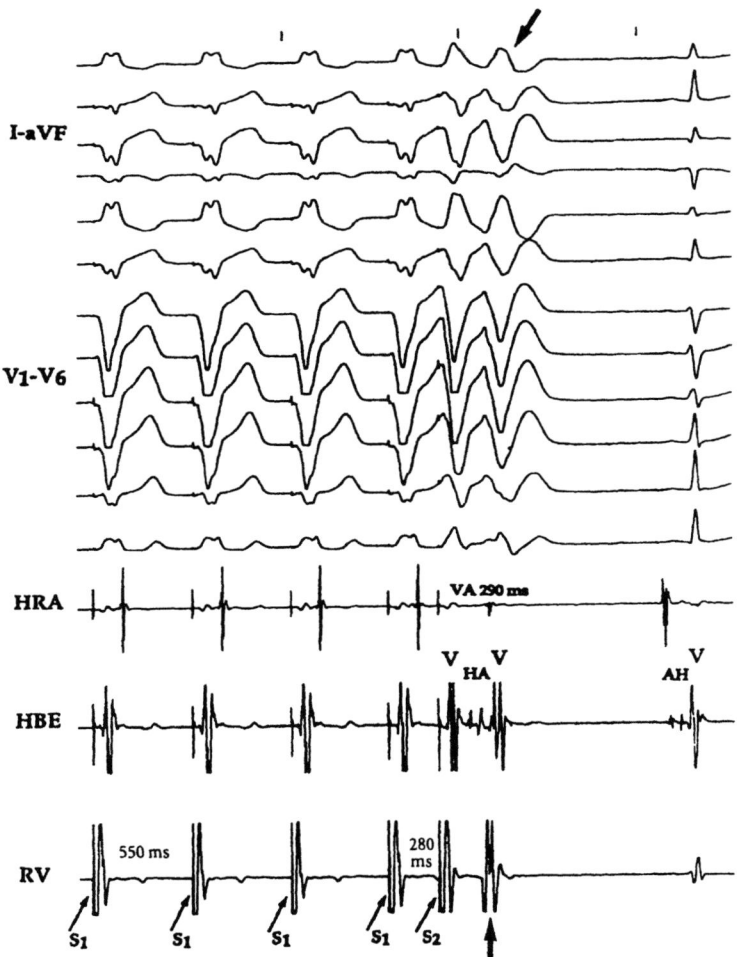

Abb. 22. „bundle branch reentry". Identischer Patient wie in Abb. 19–21. Nach weiterer Verkürzung von S2 auf 280 ms zusätzlich Verlängerung der VA-Zeit auf 290 ms. Außerdem erfolgt jetzt eine erneute Aktivierung des Ventrikels (*dicker Pfeil*). Der Mechanismus dieses sog. „bundle branch reentry" liegt darin, daß bei sehr frühzeitiger Ventrikelstimulation ein retrograder Block des rechten Reizleitungsschenkels auftritt, die retrograde Erregung läuft transseptal über den linken Tawara-Schenkel zum His-Bündel und bei ausreichender Leitungsverzögerung anterograd über den rechten Tawara-Schenkel zum reechten Ventrikel (Makroreentry), s. dazu auch Abb. 125. Typisch für diese repetitive Kammererregung ist eine identische QRS-Morphologie zu den vorausgegangenen stimulierten Schlägen (Links-schenkelblockbild bei Stimulation im rechten Ventrikel)

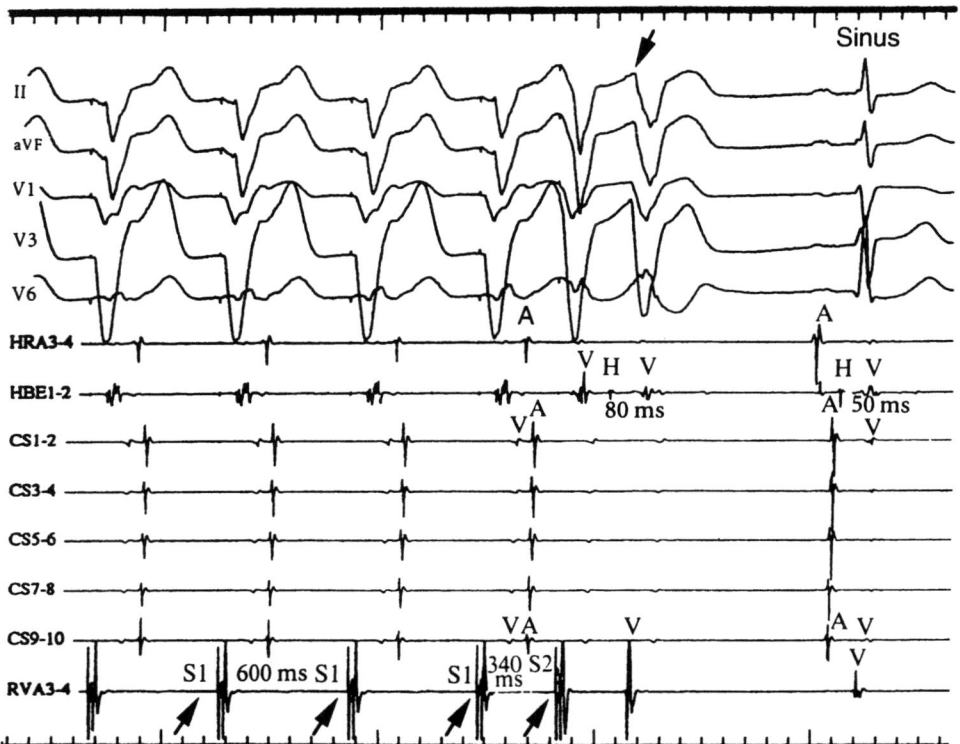

Abb. 23. „bundle branch reentry". Basisstimulation vom rechten Ventrikel (*RVA*) mit 600 ms (*S1*) und Abgabe eines vorzeitigen Stimulus von 340 ms (*S2*). Retrograde Überleitung von S1 in den rechten Vorhof (A in HRA), der vorzeitige Stimulus wird nicht zum Vorhof übergeleitet. Es erfolgt jedoch eine erneute Ventrikelaktivierung (*Pfeil*) mit vorausgehendem His-Potential (H in HBE 1–2) und identischer QRS-Morphologie im Vergleich zu den stimulierten QRS-Komplexen. Zur Induktion eines „bundle branch reentry" ist also eine ventrikuloatriale Leitung nicht erforderlich (s. Abb. 22). Aufgrund einer intraventrikulären Leitungsverzögerung ist die HV-Zeit bei einem Bundle-Branch-Reentryschlag typischerweise länger als im Sinusrhythmus (80 vs. 50 ms)

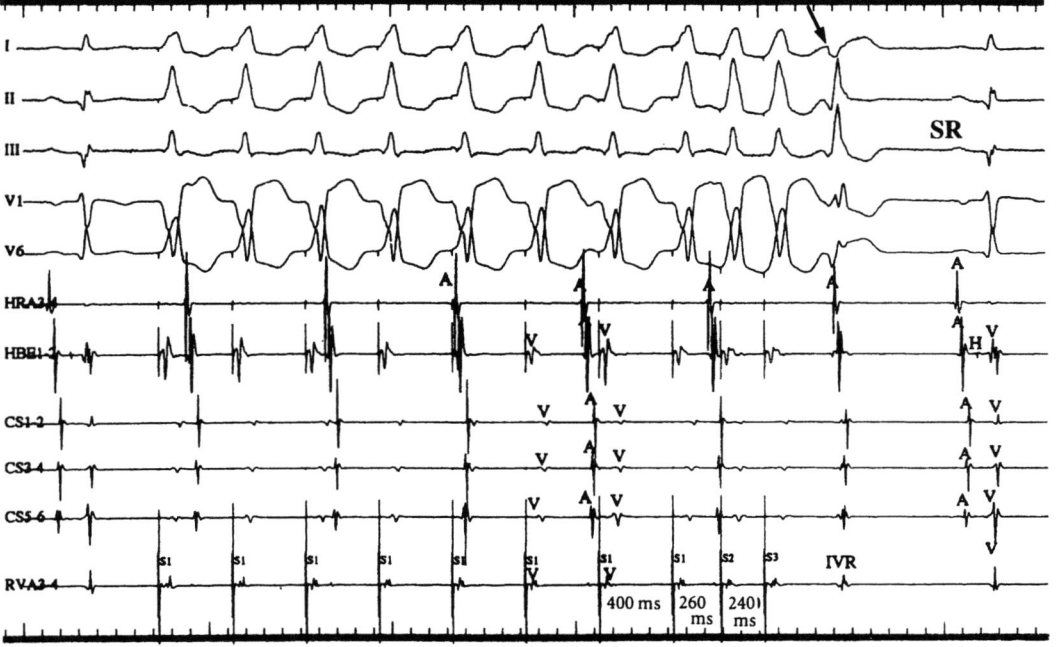

Abb. 24. Idioventrikulärer „reentry" (IVR). Basisstimulation vom rechten Ventrikel (*RVA*) mit 400 ms (*S1*) und Abgabe zweier vorzeitiger Stimuli (S2 260, S3 240 ms). Induktion eines idioventrikulären Echoschlages (IVR, *Pfeil*). Im Gegensatz zum „bundle branch reentry" ist für diese repetitive Kammererregung eine unterschiedliche QRS-Morphologie typisch im Vergleich zu den vorausgegangenen stimulierten QRS-Komplexen. Der Mechanismus der IVR beruht auf einer lokalen ventrikulären Wiedererregung. IVR-Schläge sind wesentlich häufiger als Bundle-Branch-Reentryschläge und können in Salven in Form einer kurzen polymorphen ventrikulären Tachykardie (s. Abb. 134) auftreten, die keine klinische Bedeutung haben. Während Stimulation keine ventrikuloatriale Leitung zum rechten Vorhof (*HRA*). *SR* Sinusrhythmus

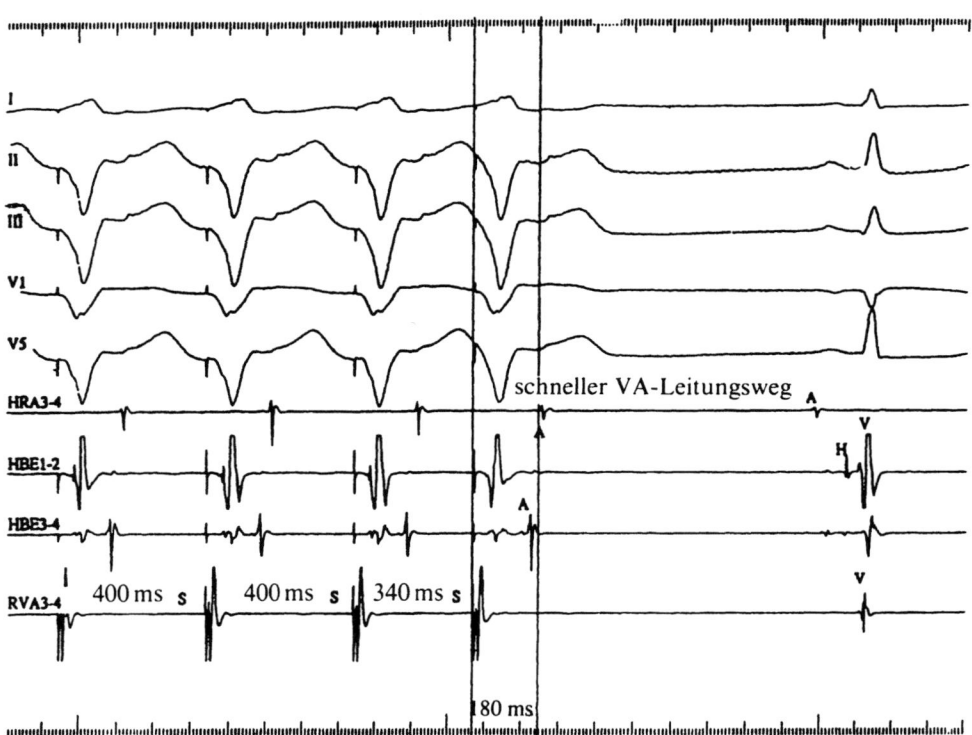

Abb. 25. Schneller ventrikuloatrialer (VA) Leitungsweg. Analog zur anterograden Überleitung bei atrialer Stimulation (Abb. 10 und 11) kann man mitunter auch bei ventrikulärer Stimulation eine schnelle und langsame VA-Leitung nachweisen. Nach Basisstimulation vom rechtsventrikulären Apex (*RVA*), S–S 400 ms, Abgabe eines vorzeitigen Stimulus von 340 ms, der mit einer Leitungszeit von 180 ms zum rechten Vorhof (*HRA*) übergeleitet wird. Ein retrogrades His-Potential ist im His-Bündel-Elektrogramm (*HBE*) nicht zu differenzieren

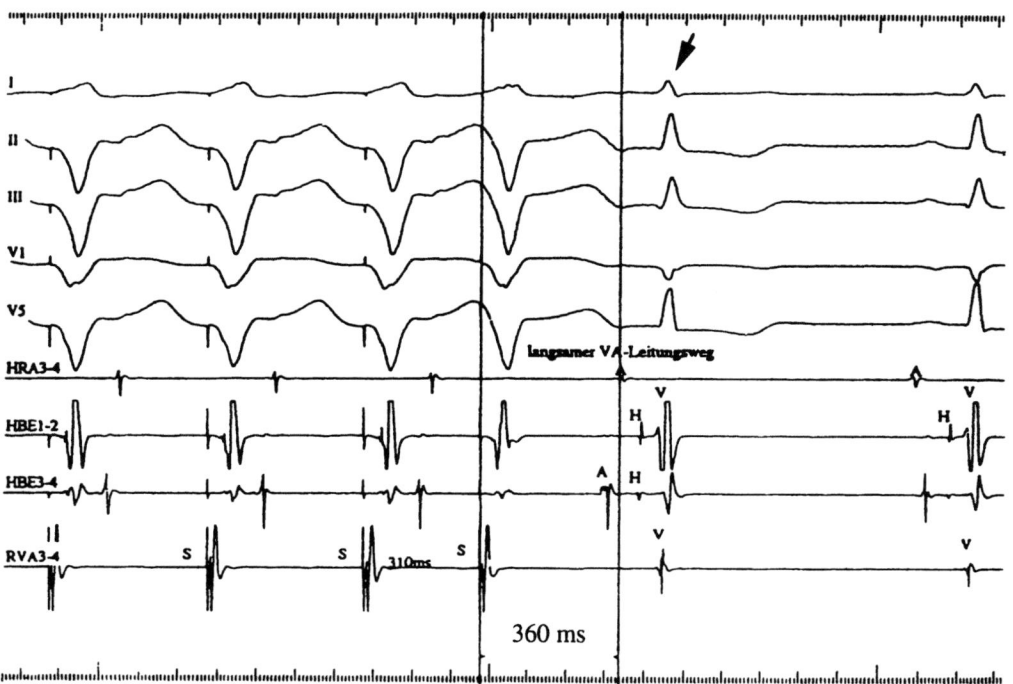

Abb. 26. Langsamer ventrikuloatrialer (VA-) Leitungsweg. Identischer Patient wie in Abb. 25. Nach Verkürzung des vorzeitigen ventrikulären Stimulus auf 310 ms sprunghafte Verlängerung der VA-Zeit auf 360 ms (langsamer VA-Leitungsweg). Nachfolgend wird ein AV-nodaler Echoschlag induziert (*Pfeil*) mit anterograder Überleitung über den schnellen AV-Leitungsweg (kurze AH-Zeit). Dieser Mechanismus mit retrograder Leitung über die langsame Bahn und anterograder Leitung über die schnelle Bahn ist Grundlage für die sog. ungewöhnliche Form der AV-Knotentachykardie ("atypical av-nodal tachycardia", Abb. 93)

Normwerte bei atrialer Stimulation

- Sinusknotenerholungszeit < 1.5 s (korrigierte Sinusknotenerholungszeit < 550 ms, s. Abb. 7);
- HV-Zeit 35–55 ms (Abb. 1);
- Wenckebach-Punkt zwischen 500–350 ms (unter atrialer Stimulation, s. Abb. 8);
- Infra-His-Block bei atrialer Zykluslänge < 350 ms möglich (Abb. 27 und 28).

Atriale Stimulation, 2:1-Überleitung mit Infra-His-Block

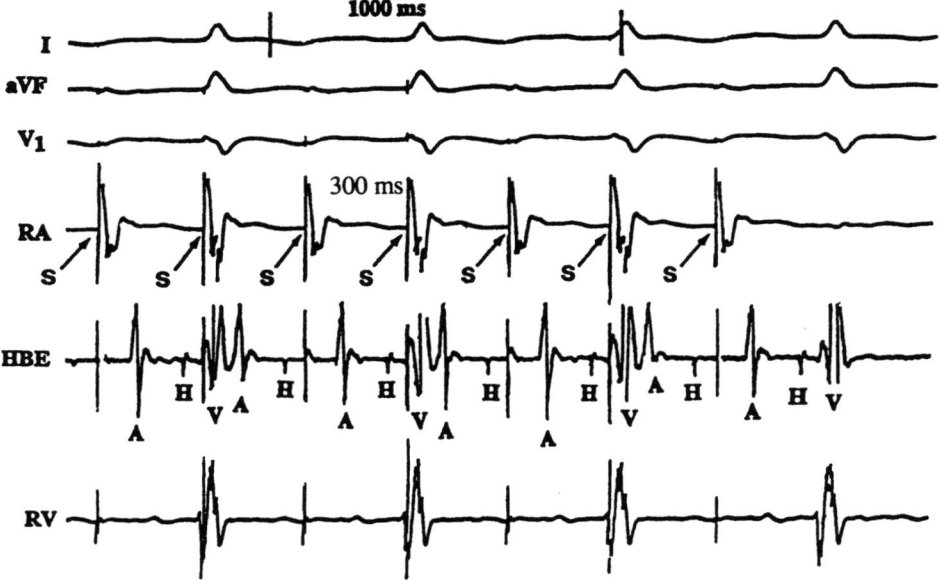

Abb. 27. Unter hochfrequenter Stimulation mit einer Zykluslänge von 300 ms im rechten Vorhof (*RA*), 2:1-Überleitung auf den rechten Ventrikel (*RV*). In der His-Bündelregistrierung ist ein infrahisärer Block zu erkennen, d.h. jeder atriale Stimulus (*S*) führt zu einer Depolarisation des His-Bündels (*H*), eine ventrikuläre Erregung erfolgt jedoch nur auf jeden zweiten Stimulus. Der Block liegt also zwischen H und V. Bei Stimulationsfrequenzen < 350 ms Normalbefund

Vorzeitige atriale Stimulation, infrahisärer Block

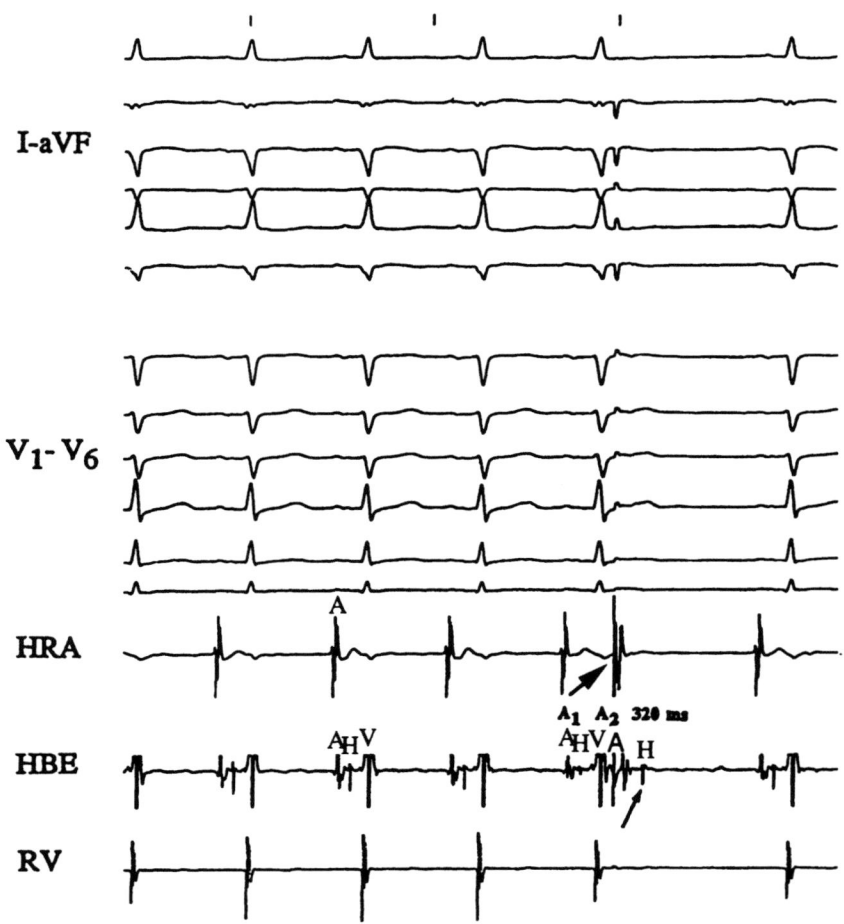

Abb. 28. Abgabe eines vorzeitigen atrialen Stimulus (*A1, A2* 320 ms, *Pfeil oben*) im Sinussrhythmus, der nicht auf den rechten Ventrikel (*RV*) übergeleitet wird. Im His-Bündelelektrogramm (*HBE*) ist erkennbar, daß A2 zu einer His-Bündeldepolarisation führt (*Pfeil unten*), der Block liegt zwischen H und V, also infrahisär. Bei kurz gekoppelten atrialen Extraschlägen kann dies noch ein Normalbefund sein

Elektrophysiologische Untersuchungen bei Bradykardien

Allgemeine Erläuterungen
zu elektrophysiologischen Untersuchungen bei Bradykardien

Die Domäne elektrophysiologischer Untersuchungen sind tachykarde Herzrhythmusstörungen, insbesondere in Hinblick auf therapeutische Möglichkeiten (z. B. Radiofrequenzablation bei Vorliegen einer akzessorischen Bahn). Die Indikationen zur elektrophysiologischen Untersuchungen bei Bradykardien sind begrenzt. Einerseits manifestieren sich viele bradykarde Rhythmusstörungen spontan im Oberflächen-EKG, etwa bei Vorliegen eines AV-Blockes III. Grades oder einer Bradyarrhythmia absoluta, und erübrigen eine invasive Abklärung. Zum anderen können manche Bradykardieformen besser im Langzeit-EKG (evtl. wiederholt abgeleitet) diagnostiziert werden (z. B. ein intermittierender SA-Block etc.). Auch das Belastungs-EKG hat z. B. bei einer Sinusknotenfunktionsstörung seine Bedeutung, wobei hier exemplarisch ein mangelnder Anstieg der Sinusknotenfrequenz unter Ergometrie genannt sein soll.

Mögliche Untersuchungsindikationen für elektrophysiologische Untersuchungen stellen dar:

Überprüfung der Sinusknotenfunktion mittels Bestimmung der Sinusknotenerholungszeit (s. Abb. 7)

Die elektrische Aktivität des Sinusknotens ist im Rahmen klinisch-elektrophysiologischer Untersuchungen schwierig zu fassen, die Ableitung von Sinusknotenelektrogrammen hat sich in Routineuntersuchungen nicht durchsetzen können. Die Sinusknotenerholungszeit ist nur ein indirektes Verfahren zur Beurteilung der Sinusknotenfunktion, eine normale Erholungszeit (bis 1,5 s nach 1minütiger atrialer Überstimulation) schließt eine Sinusknotendysfunktion nicht aus. Selten sieht man sog. sekundäre Pausen nach Bestimmung der Sinusknotenerholungszeit, d. h. es kommt zwar nach Überstimulation zu einer zeitgerechten Spontandepolarisation des Vorhofes, jedoch gefolgt von längeren konsekutiven Pausen. Auch die Bestimmung der sinuatrialen Leitungszeit, auf die hier nicht näher eingegangen wird, ist für die klinische Praxis wenig relevant.

Untersuchung von AV-Überleitungsstörungen

Eine Schrittmacherindikation kann in den meisten Fällen nichtinvasiv gestellt werden. Nur in wenigen Fällen ist hierzu eine elektrophysiologische Untersuchung erforderlich. Ein Beispiel dazu ist die Konstellation eines bifaszikulären Blockes (typischerweise linksanteriorer Hemiblock und Rechtsschenkelblock mit normaler AV-Überleitung, d. h. normaler PQ-Zeit) und unklaren Synkopen. Hierbei wäre das Vorliegen einer verlängerten HV-Zeit (Abb. 29) ein Hinweis für eine Leitungsverzögerung im verbliebenen linksposterioren Faszikel des linken Tawara-Schenkels und somit eine mögliche Schrittmacherindikation. Ein wichtiger Befund bei Abklärung bradykarder Rhythmusstörungen ist das Auftreten eines sog. infrahisären Blockes bei atrialer Stimulation (Abb. 30 und 31). Dies zeigt eine Leitungsverzögerung distal des AV-Knotens an und ist prognostisch ungünstig. Eine früh einsetzende AV-Blockierung (> 500 ms) unter atrialer Stimulation ist ein wichtiger Hinweis für eine AV-Leitungsstörung. Bei schneller atrialer Stimulation (Zykluslänge < 350 ms) kann eine infrahisäre Leitungsblockierung auch physiologischerweise auftreten (Abb. 27 und 28).

Synkopenabklärung

Bei Ausschluß anderer Ursachen für eine Synkope kann eine elektrophysiologische Untersuchung zur Ursachenklärung vorgenommen werden, wenn ein Verdacht auf Rhythmusstörungen besteht. Neben der Untersuchung der Sinusknotenfunktion, der AV-Überleitung sowie der Überprüfung auf Vorliegen eines hypersensitiven Karotissinus (Abb. 32) kann mittels atrialer und ventrikulärer Stimulation die Induzierbarkeit tachykarder Herzrhythmusstörungen geprüft werden. Der Beitrag der elektrophysiologischen Untersuchung zur Ursachenklärung bei Synkopen ist ohne dokumentierte Rhythmusstörung insgesamt jedoch eher gering.

Beispiele

Bifaszikulärer Block, verlängerte HV-Zeit

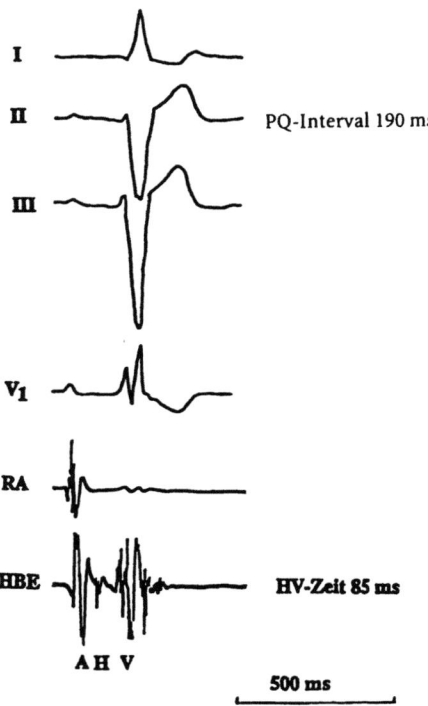

Abb. 29. Verlängerte HV-Zeit bei bifaszikulärem Block (linksanteriorer Hemiblock und Rechtsschenkelblock). Trotz normalem PQ-Intervall von 190 ms verlängerte HV-Zeit von 85 ms (Normwert bis 55 ms)

Bifaszikulärer Block, atriale Stimulation, infrahisärer Block

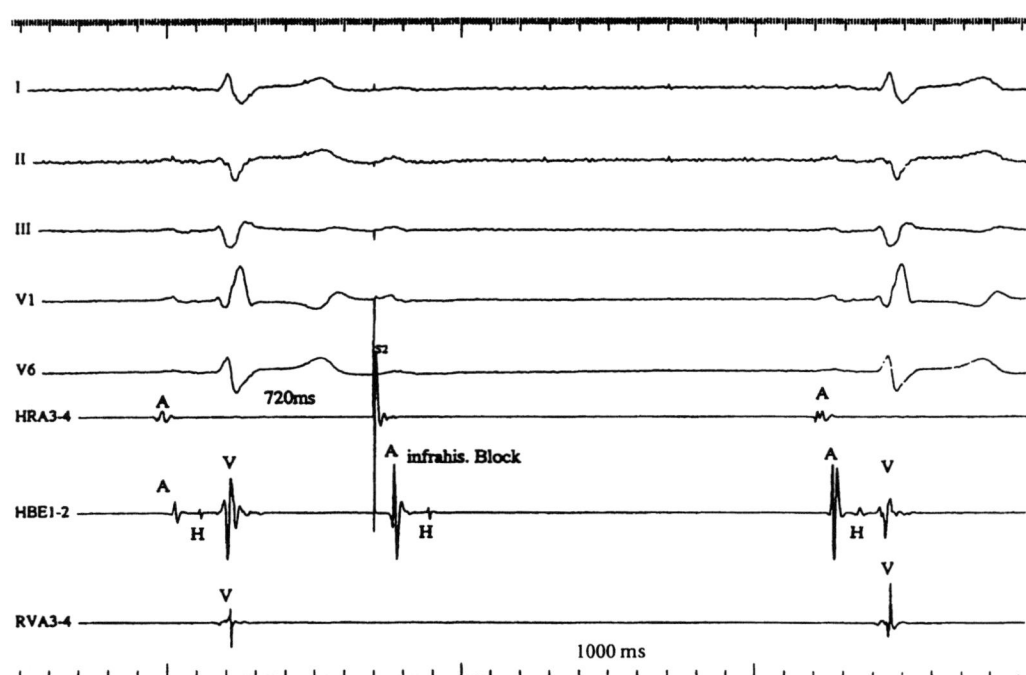

Abb. 30. Bifaszikulärer Block mit linksanteriorem Hemiblock und komplettem Rechtsschenkelblock. Im Sinusrhythmus (*links*) grenzwertig verlängerte HV-Zeit von 60 ms. Nach Abgabe eines relativ weit gekoppelten atrialen Einzelstimulus (S2 720 ms) infrahisäre Blockierung. (*HRA* hoher rechter Vorhof, *HBE* His-Bündelelektrogramm, *RVA* rechtsventrikulärer Apex)

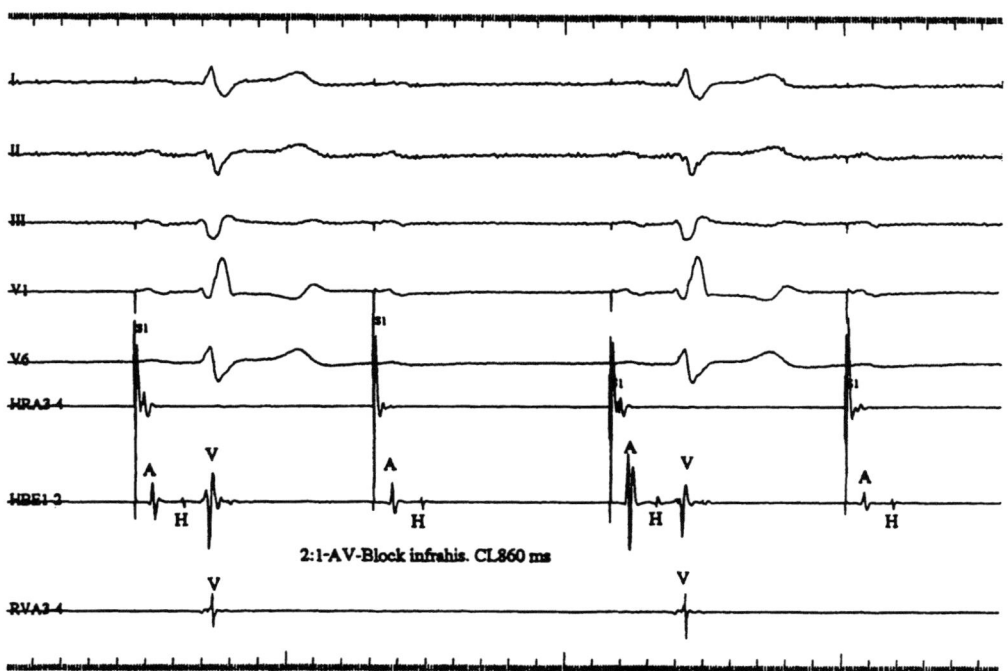

2:1-AV-Block infrahis. CL860 ms

Abb. 31. Identischer Patient wie in Abb. 30. Unter Stimulation im rechten Vorhof mit einer Zykluslänge (*CL*) von 860 ms 2:1-AV-Block infrahisär. (Abkürzungen s. Abb. 30)

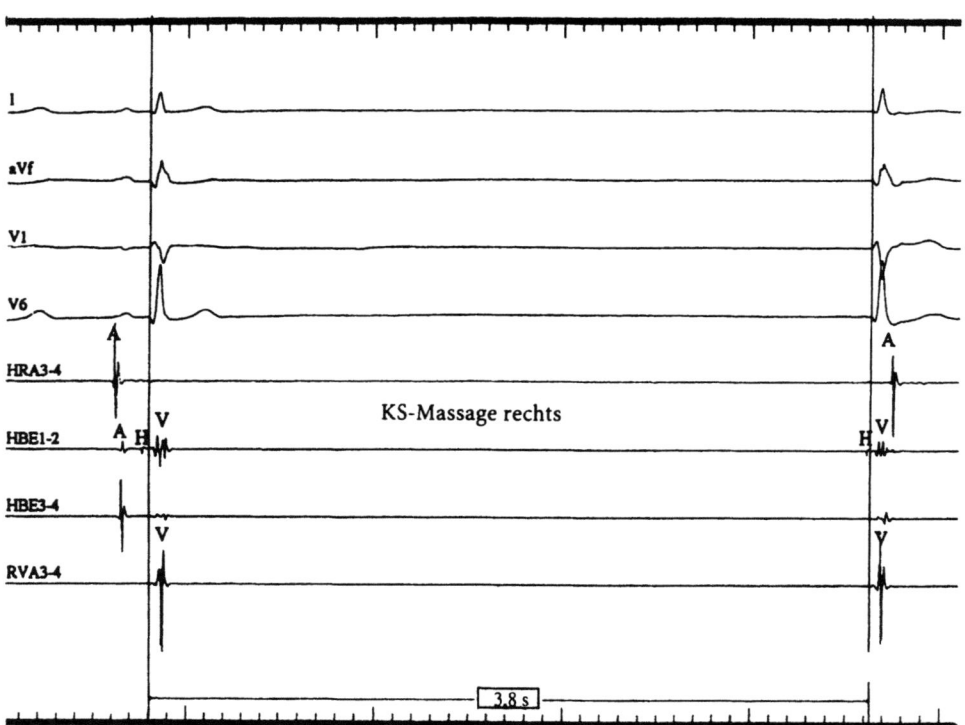

Abb. 32. *Links*: Sinusaktion. Nach Karotissinusmassage (*KS-Massage*) Pause von annähernd 4s. Während dieser Zeit keine erkennbaren Vorhofaktionen im rechten Vorhof (*HRA*). *Rechts*: AV-junktionaler Ersatzschlag. In der His-Bündelableitung (*HBE 1–2*) erkennt man ein vorausgehendes His-Potential (*H*) mit nachfolgender ventrikulärer Aktion (*V*), gefolgt von einem Vorhofpotential (*A*) im rechten Vorhof

Elektrophysiologische Untersuchungen und Therapien bei Tachykardien

Elektrophysiologische Untersuchungen und Therapien bei Vorhofarrhythmien

Folgende Abbildungen zeigen Beispiele zu den genannten Vorhofarrhythmien:
- Vorhofflimmern (Abb. 33, Abb. 100–102);
- Vorhofflattern (Abb. 34–36);
- Präexzitationssyndrome (Abb. 37–74);
- AV-Knotentachykardien (Abb. 75–93);
- Vorhoftachykardien (atriale Tachykardien, Abb. 94–99).

Als Grundinformation werden Ableitungen bei Vorhofflimmern und bei Vorhof-flattern den übrigen Abbildungen vorangestellt. Die Abhandlung dieser beiden Rhythmusstörungen im Text erfolgt jedoch unter dem Punkt Vorhoftachykardien S. 113.

Vorhofflimmern

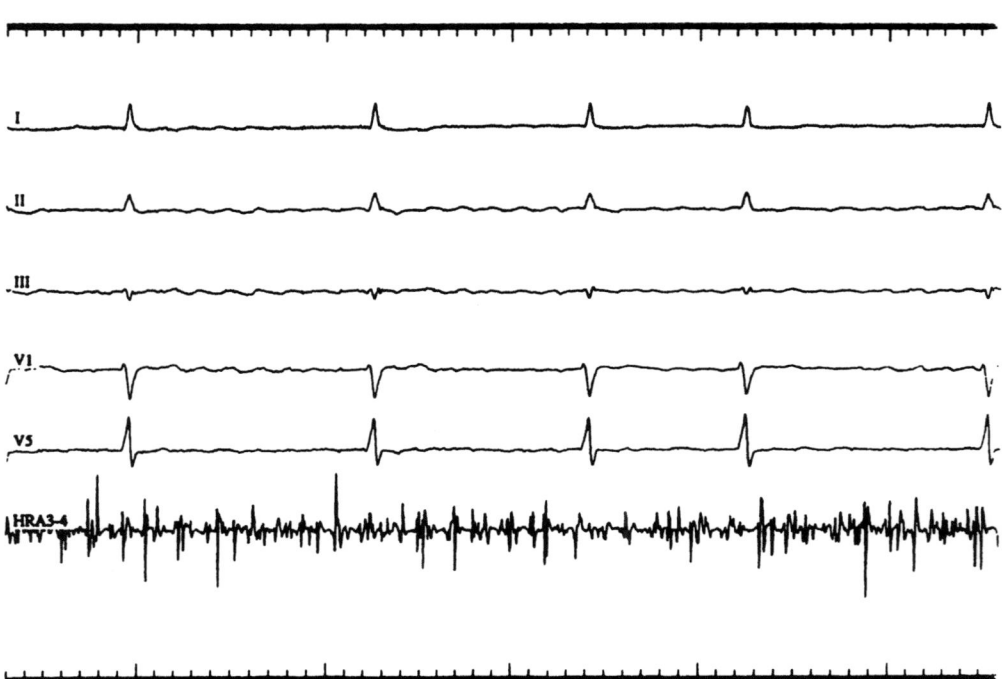

Abb. 33. Vorhofflimmern. Ableitung von hochfrequenten elektrischen Signalen wechselnder Amplitude aus dem hohen rechten Vorhof (*HRA 3-4*). Im Oberflächen-EKG erkennbare Flimmerwellen in Ableitung II, III und V1 mit unregelmäßiger Überleitung auf die Herzkammern

Vorhofflattern

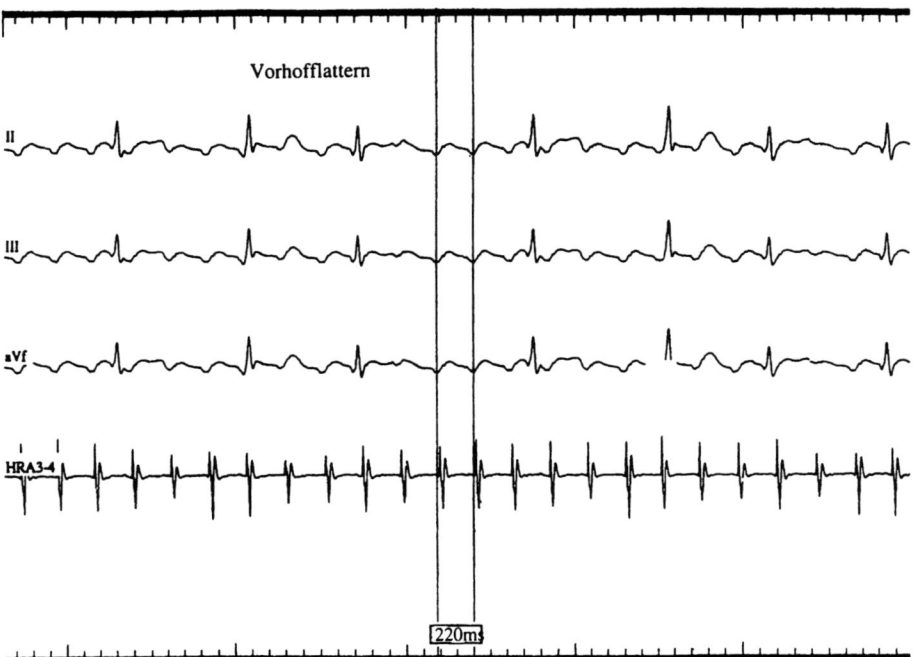

Abb. 34. Vorhofflattern mit wechselnder Überleitung. Im Gegensatz zu Abb. 33 regelmäßige Vorhofaktionen mit einer Zykluslänge von 220 ms. Gut erkennbare Flatterwellen in Ableitung II, III und aVF (Vorhofflattern vom „common type")

Vorhofflattern
Überstimulation, Sinusrhythmus

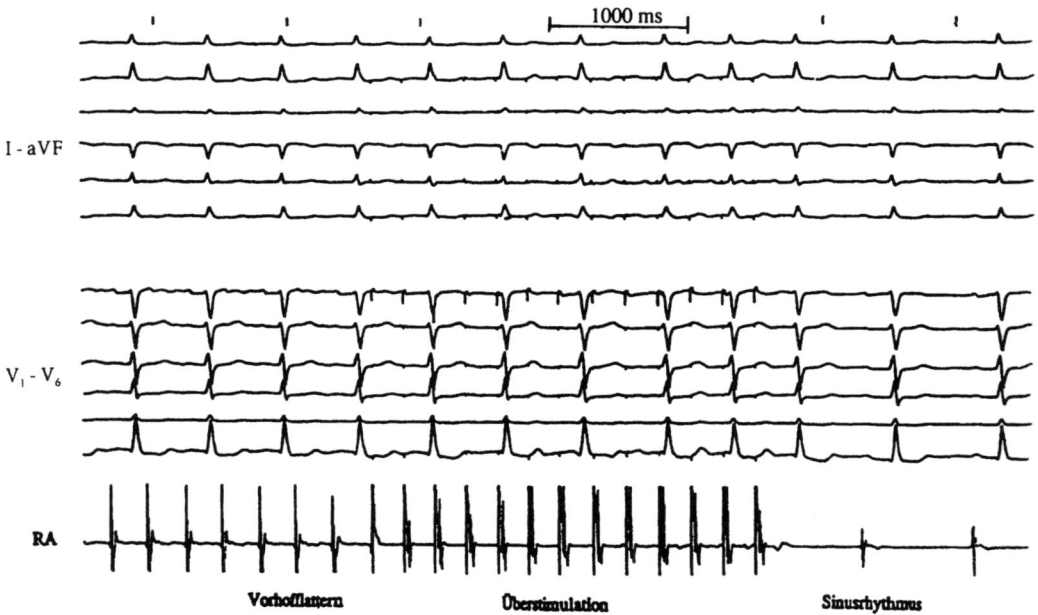

Abb. 35. *Links*: Vorhofflattern mit 2:1-Überleitung. Im rechten Vorhof (RA) abgeleitete Signale mit einer Zykluslänge von 280 ms. *Mitte*: Abgabe von hochfrequenten Schrittmacher-Impulsen mit einer Zykluslänge von 250 ms. *Rechts*: Durch die Überstimulation kann im rechten Vorhof Sinusrhythmus erzielt werden

Vorhofflattern
Überstimulation, Akzeleration

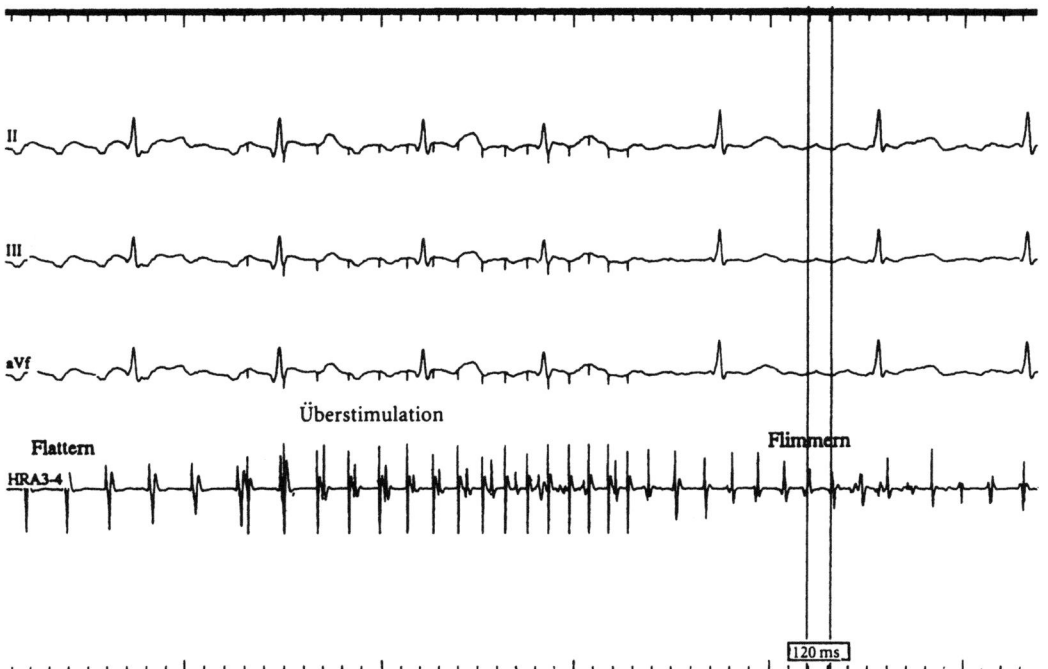

Abb. 36. Vorhofflattern mit einer atrialen Zykluslänge von 220 ms. Analog zu Abb. 35 wird eine Überstimulation im rechten Vorhof (HRA) durchgeführt. Darunter kommt es zur Akzeleration der Vorhofzykluslänge auf 120 ms und zur Degeneration in (grobes) Vorhofflimmern (*rechts*)

Präexzitationssyndrome

Das WPW-Syndrom weist die facettenreichsten Rhythmusstörungen auf. Man unterscheidet das manifeste (mit Deltawelle), das intermittierende (wechselndes Auftreten der Deltawelle) und das verborgene WPW-Syndrom (im Oberflächen-EKG keine erkennbare Deltawelle, nur retrograde Leitung der akzessorischen Bahn). Die akzessorische Leitungsbahn stellt eine abnorme angeborene muskuläre Verbindung von Vorhof und Ventrikel am Trikuspidal- oder Mitralklappenring dar. Ungefähr 60 % der akzessorischen Bahnen inserieren am Mitralklappenring (linksseitige Bahnen); zur Lokalisationsdiagnostik s. Tabelle 1. In ungefähr 10 % der Fälle liegen zwei oder mehr akzessorische Bahnen vor.

Die häufigste Rhythmusstörung beim WPW-Syndrom ist die sog. orthodrome AV-Reentrytachykardie (Abb. 53a). Induziert werden kann diese Rhythmusstörung durch Abgabe atrialer (Abb. 42) oder ventrikulärer Extrasystolen. Da die anterograde Refraktärzeit der akzessorischen Bahn in der Regel länger als die des AV-Knotens ist, kommt es zu einem unidirektionalem Block. Die vorzeitige atriale Erregung, wird (verzögert) über den AV-Knoten übergeleitet und kann bei Wiedererregbarkeit des Kent-Bündels retrograd übergeleitet werden. Somit sind die Voraussetzungen für einen Makroreentrykreis gegeben. Diese Form der Rhythmusstörung mit schlanken Kammerkomplexen ist die einzig mögliche bei verborgenem WPW-Syndrom. Beim manifesten WPW-Syndrom kann es in seltenen Fällen auch zu einer antidromen Tachykardie (Abb. 71) kommen (anterograde Leitung über das Kent-Bündel, retrograde Leitung über den AV-Knoten oder eine zweite akzessorische Bahn). Klinisch bedeutsamer ist das Auftreten von Vorhofflimmern beim WPW-Syndrom (Abb. 37 und 54). Hierbei können bei guten anterograden Leitungseigenschaften der akzessorischen Bahn Kammerfrequenzen über 300/min und sekundär eine Degeneration in Kammerflimmern auftreten. Vorhofflimmern beim Präexzitationssyndrom resultiert in einem typischen elektrographischen Bild mit wechselnd breiten Kammerkomplexen (durch wechselnde Präexzitation) und unregelmäßigem Grundrhythmus. Vorhofflattern beim Präexzitationssyndrom kann durch den regelmäßigen Rhythmus bei breiten Kammerkomplexen eine ventrikuläre Tachykardie imitieren (Abb. 55). Bei Auftreten eines funktionellen Schenkelblockes (Aberranz, Abb. 63) unter einer orthodromen Reentrytachykardie kann es ebenfalls zu differentialdiagnostischen Problemen kommen. Änderungen der Tachykardiefrequenz unter Rechts- oder Linksschenkelblock kann man sich bei der Lokalisationsdiagnostik zunutze machen: Eine Verlangsamung der Tachykardiefrequenz bei Rechtsschenkelblock spricht für eine rechtsseitige Bahn, bei Linksschenkelblock für eine linksseitige Bahn, da es hierbei jeweils zu einer Verlängerung der ventrikuloatrialen Leitungszeit kommt (Abb. 72). Eine Besonderheit liegt beim Mahaim-Syndrom vor (Abb. 73 und 74). Hierbei handelt es sich in den meisten Fällen um rechtsseitige atriofaszikuläre akzessorische Bahnen. Durch Präexzitation des rechten Leitungsschenkels kommt es unter atrialer Stimulation und den typischerweise antidromen Tachykardien zu einem Linksschenkelblock. Das Mahaim-Syndrom ist selten und tritt gehäuft bei Morbus Ebstein auf.

Eine Sonderform des Präexzitationsyndroms liegt ebenfalls bei sog. permanenten junktionalen Reentrytachykardien (PJRT) vor, die eine langsame retrograd-leitende septale Leitungsbahn aufweisen.

Nach allgemeiner Auffassung sollten nur symptomatische Patienten mit Präexzitationssyndrom elektrophysiologisch untersucht werden (Ausnahmen Risikogruppen, z. B. Piloten oder Berufskraftfahrer).

Tabelle 1. Vereinfachtes Schema zur Lokalisation einer akzessorischen (*akz.*) Bahn bei WPW-Syndrom

Lokalisation der akz. Bahn	Negative Polarität der Deltawelle	R/S Umschlagzone
Linkslateral	I, aVL, (V6)	R > S V1–V3
Linksposteroseptal	III, aVF	R > S in V1
Rechtsposteroseptal	(II), III, aVF	R < S in V1
Rechtsanteroseptal	V1, V2	R > S V_3–V_5
Rechtslateral	aVR	R > S V_3–V_5

Eine negative Deltawelle in I, aVL (und V6) in Kombination mit einem rechtsschenkelblockförmigem Bild sprechen für eine linkslaterale Bahn. Typisch für posteroseptale Bahnen ist eine negative Deltawelle in (II), III und aVF, linksposteroseptale Bahnen weisen zusätzlich eine relativ hohe R-Amplitude in V1 auf. Negative Deltawellen in V1 und V2 sind typisch für eine anteroseptale Bahn. Rechtsseitig gelegene Leitungsbahnen weisen häufig eine ausgeprägte Präexzitation auf und können bei rechtslateraler Lokalisation ein linksschenkelblockähnliches Bild hervorrufen. Die oben genannten Kriterien sind jedoch nur vereinfachte Anhaltspunkte zur Lokalisation der Präexzitation, die bei Ablationen mittels endokardialer Mappingkatheter präzisiert werden muß.

**WPW
Vorhofflimmern**

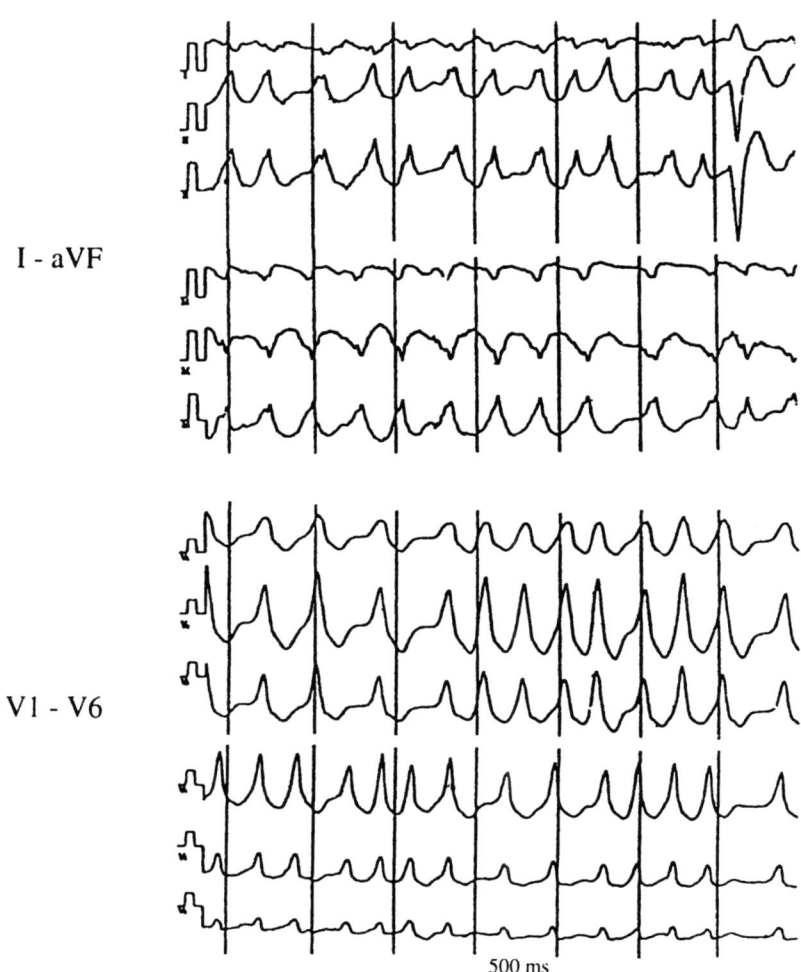

I - aVF

V1 - V6

500 ms

Abb. 37. Typisches elektrokardiographisches Bild eines Patienten mit WPW-Syndrom und Vorhofflimmern: Wechselnd breite, unregelmäßig übergeleitete Kammerkomplexe mit unterschiedlicher Präexzitation, Kammerfrequenz bis 300/min

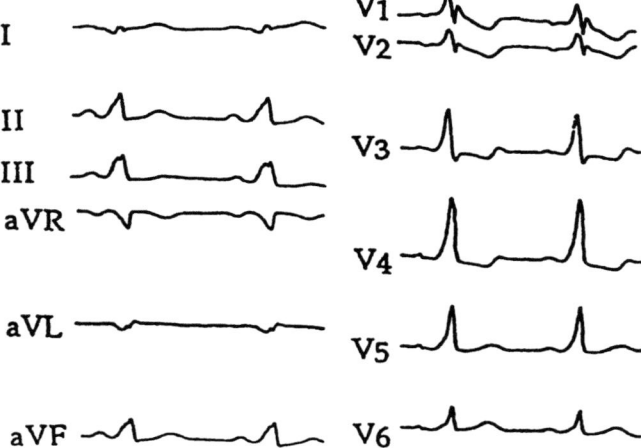

Abb. 38. Identischer Patient wie in Abb. 37. Aufgrund hämodynamischer Dekompensation mußte der Patient kardiovertiert werden. Im Sinusrhythmus gut erkennbare Deltawelle in Ableitung II, aVF sowie V3–V5. Das rechtsschenkelblockförmige Bild sowie die negative Polarität der Deltawelle in Ableitung I und aVL weisen auf eine linksseitige laterale Leitungsbahn hin

WPW
Sinusrhythmus

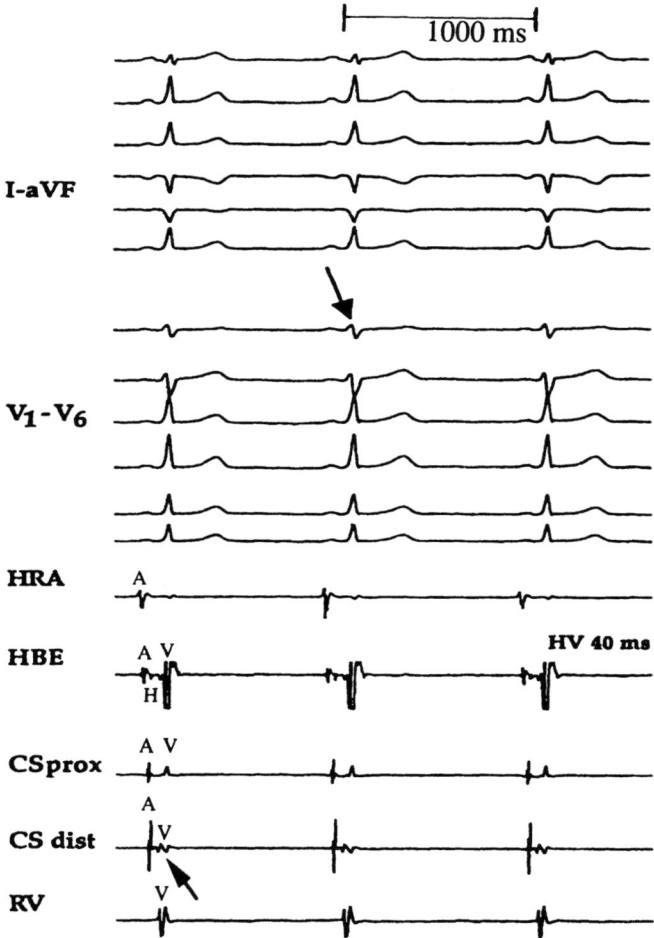

Abb. 39. (Fortlaufende Registrierung). Bei der nachfolgenden elektrophysiologischen Untersuchung ist die Präexzitation weniger ausgeprägt. Die PQ-Zeit betrug 120 ms, es ist nur eine angedeutete Deltawelle erkennbar (bei linksseitigen Bahnen nicht selten). Auffällig ist eine relativ hohe R-Amplitude in V1 (*Pfeil oben*). Endokardiale Ableitungen aus dem hohen rechten Vorhof (*HRA*), der His-Bündelregion (*HBE*), vom proximalen (*CS prox*) und distalen Koronarsinus (*CS dist*), sowie dem rechten Ventrikel (*RV*). Die HV-Zeit ist mit 40 ms an der unteren Normagrenze. Als Hinweis für eine linksseitige Leitungsbahn findet sich eine frühzeitige ventrikuläre Erregung (*V*) im distalen Koronarsinus (*Pfeil unten*)

WPW
Atriale Stimulation

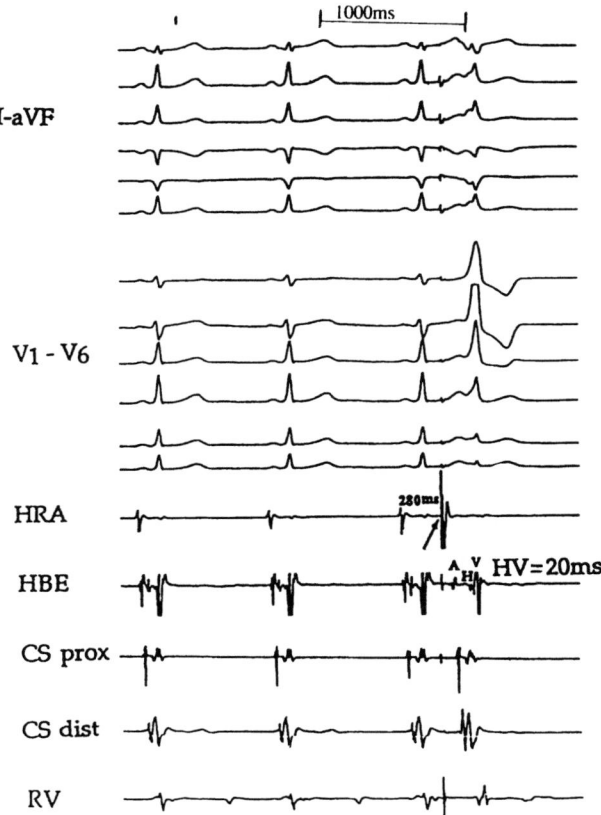

I-aVF

V1 - V6

HRA

HBE

CS prox

CS dist

RV

1000ms

280ms

HV=20ms

Abb. 40. (Fortlaufende Registrierung). Nach Abgabe eines vorzeitigen atrialen Stimulus (S1 S2 280 ms, atrialer Einzelstimulus im Sinusrhythmus, *Pfeil*) rechtsschenkelblockartige Deformation des Kammerkomplexes durch zunehmende Präexzitation. Das HV-Intervall verkürzt sich hierbei typischerweise (HV-Zeit 20 ms), da die ventrikuläre Erregung überwiegend über die akzessorische Bahn erfolgt

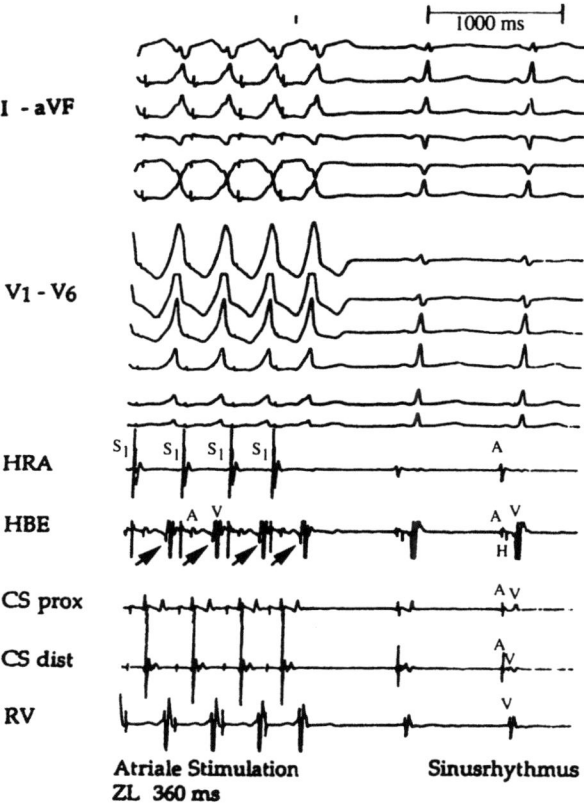

Abb. 41. (Fortlaufende Registrierung). *Linke Bildhälfte:* Korrespondierend zu einer induzierten atrialen Extrasystole (Abb. 40) kommt es bei atrialer Basis-Stimulation (hier Zykluslänge 360 ms) zu verbreiterten Kammerkomplexen. Das His-Potential liegt im QRS-Komplex und ist zu Beginn des Ventrikelpotentials in der His-Bündelableitung zu erkennen (*Pfeile*). Rechte Bildhälfte: Sinusrhythmus

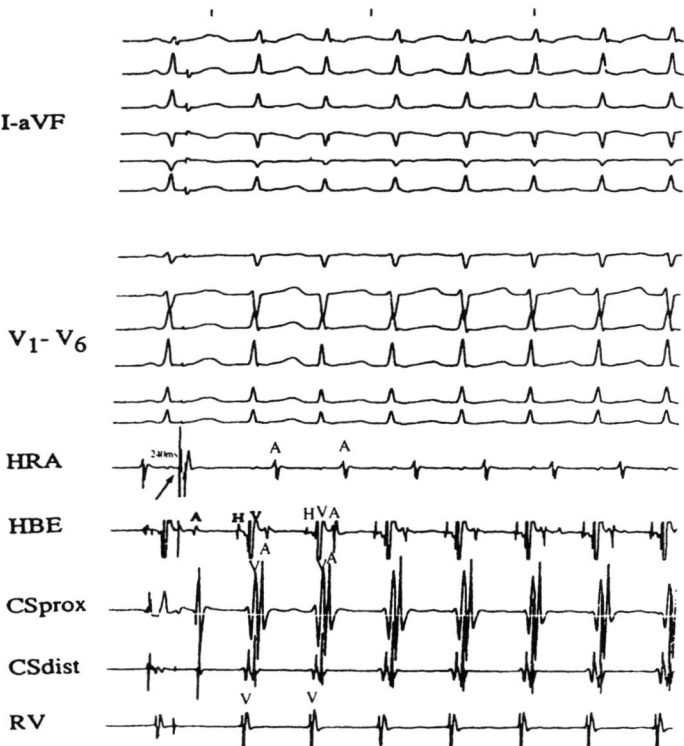

I-aVF

V$_1$-V$_6$

HRA

HBE

CSprox

CSdist

RV

Abb. 42. (Fortlaufende Registrierung). Durch Abgabe eines sehr frühen atrialen Einzelstimulus im Sinusrhythmus (*Pfeil*, S1 S2 240 ms) kann eine orthodrome AV-Reentrytachykardie asugelöst werden. Man erkennt, daß der Extrastimulus jetzt mit schmalem Kammerkomplex übergeleitet wird, d. h. die Refraktärzeit der akzessorischen Bahn ist erreicht. Die Ventrikel werden somit anterograd über den AV-Knoten depolarisiert, das His-Potential (*H*) liegt dementsprechend vor dem QRS-Komplex und ist jetzt gut abgegrenzt gegenüber dem ventrikulären Potential (*V*). Durch anterograden Block der akzessorischen Bahn liegen Bedingungen für einen Makroreentrykreis vor (unidirektionale Blockierung). Die verzögerte anterograde Überleitung über den AV-Knoten (lange AH-Zeit) erlaubt eine retrograde Überleitung über das jetzt wieder erregbare Kent-Bündel. Dementsprechend finden sich schlanke Kammerkomplexe bei orthodromer WPW-Tachykardie

WPW
Ventrikuläre Stimulation

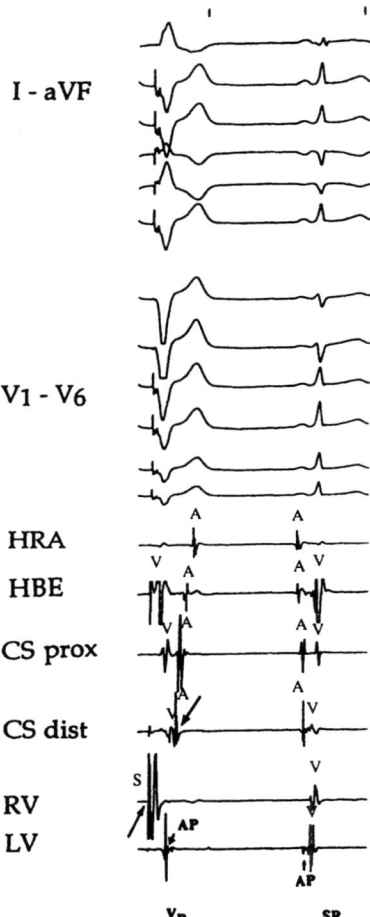

Abb. 43. (Fortlaufende Registrierung). Zur Radiofrequenztherapie der linksatrialen akzessoischen Leitungsbahn wurde ein Ablationskatheter über die Aortenklappe in den linken Ventrikel (*LV*) eingeführt. Linke Bildhälfte: ventrikuläre Stimulation (*V$_p$*) vom rechten Ventrikel (*RV, großer Pfeil*). *Rechte Bildhälfte*: Sinusrhythmus (*SR*). Entsprechend einer linksseitigen akzessorischen Bahn findet sich unter ventrikulärer Stimulation (links) die früheste retrograde atriale Depolarisation in der Ableitung des distalen Koronarsinus (s. auch Abb. 46 nach Ablation). Man erkennt, daß das ventrikuläre (*V*) und das atriale (*A*) Potential im distalen Koronarsinus (*CS dist, großer Pfeil*) sehr eng gekoppelt sind. Die Aufzeichnung von Potentialen der akzessorischen Leitungsbahn (*AP*) gelingt über den Ablationskatheter (LV). Die kleinen Pfeile deuten auf diese niedrig-amplitudigen Signale, die in Abb. 44 vergrößert dargestellt werden

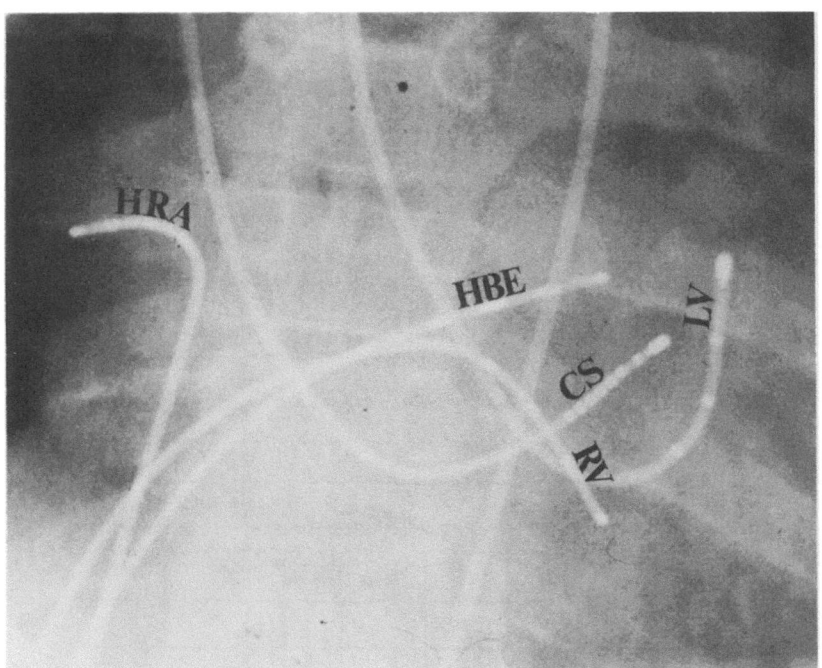

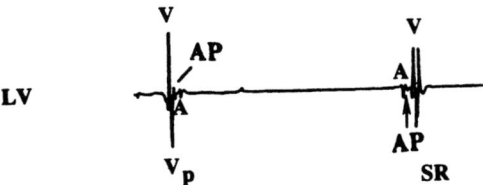

Abb. 44. Korrespondierend zu den aufgezeichneten endokardialen Signalen (Abb. 43) röntgenologische Dokumentation (p. a.) der Katheterlage (*HRA* hoher rechter Vorhof, *HBE* His-Bündelelektrogramm, *RV* rechter Ventrikel, *CS* Koronarsinus, *LV* linker Ventrikel). Der Ablationskatheter im LV liegt am lateralen Mitralklappenanulus. Die unten abgebildeten Elektrogramme dieses Katheters zeigen *links* unter Pacing (V_p) ein ventrikuläres Potential (V) mit nachfolgendem akzessorischen Leitungspotential (*AP*); *rechts*: im Sinusrhythmus (*SR*) geht das AP-Potential dem Ventrikelsignal unmittelbar voraus. Der Ablationskatheter liegt an der ventrikulären Insertionsstelle der akzessorischen Bahn, so daß nur ein kleines atriales Signal (*A*) aufgezeichnet wird

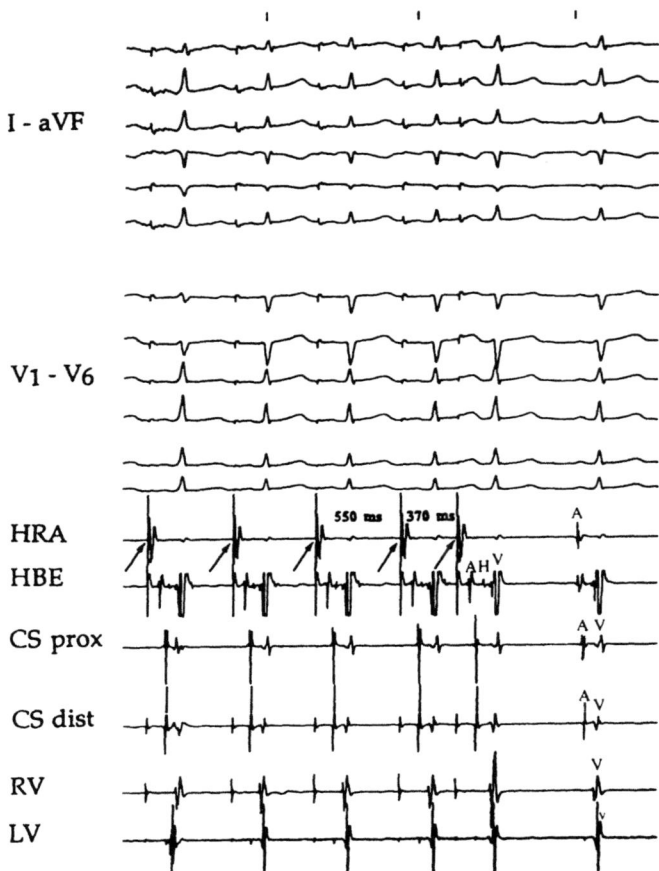

I - aVF

V1 - V6

HRA

HBE

CS prox

CS dist

RV

LV

Abb. 45. (Fortlaufende Registrierung). Nach erfolgreicher Radiofrequenzablation der akzessorischen Bahn wird ein vorzeitiger atrialer Stimulus (hier S1–S1 550 ms, S2 370 ms, *Pfeile*) nicht mehr mit Präexzitation übergeleitet (das His-Potential rückt nicht mehr in das ventrikuläre Potential, keine Verbreiterung des QRS-Komplexes). *Rechts*: Sinusrhythmus, im Vergleich zu Abb. 39 ist jetzt die relativ hohe R-Amplitude in V1 nicht mehr nachweisbar

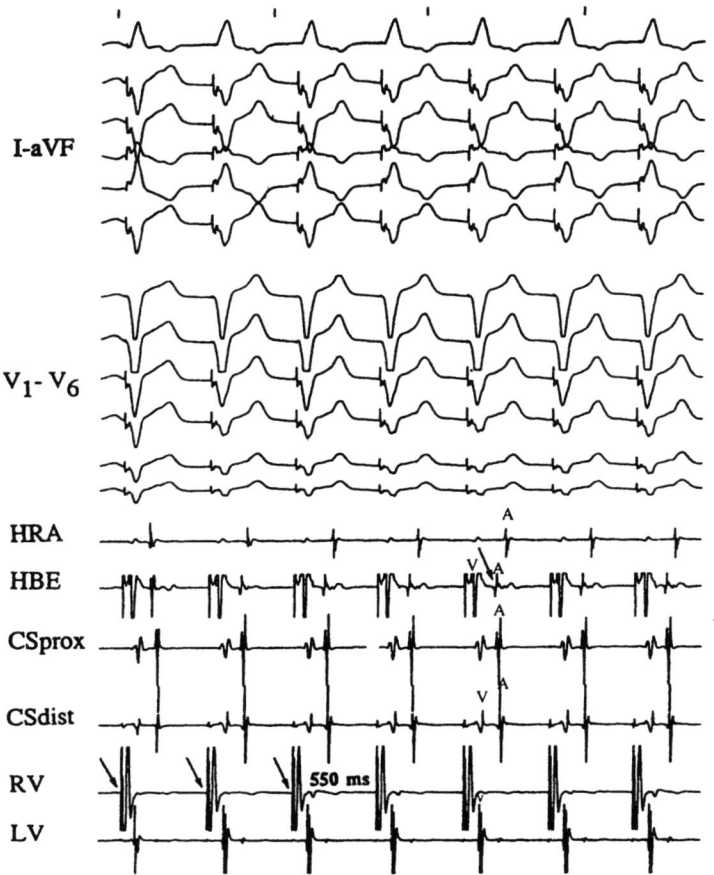

Abb. 46. (Fortlaufende Registrierung). Unter ventrikulärer Stimulation (S1–S1 550 ms, *Pfeile in RV*) nach Radiofrequenzablation jetzt retrograde Leitung über den AV-Knoten mit normaler retrograder Aktivationssequenz (früheste retrograde atriale Erregung im His-Bündelkatheter, *Pfeil in HBE*)

Katheterablation

1979 wurde erstmals unabsichtlich eine Katheterablation durchgeführt: Während einer elektrophysiologischen Untersuchung kam es durch Kontakt einer Defibrillationselektrode mit einem im His-Bündelposition liegenden Katheter nach einer Kardioversion zu einem AV-Block (Fontaine et al. 1979). Diese Beobachtung war Grundlage zur Entwicklung einer Technik zur absichtlichen Unterbrechung der AV-Überleitung, die 1982 durchgeführt wurde (Scheinman et al. 1982; Gallagher et al. 1982). Anfang der achtziger Jahre wurden zur Katheterablation ausschließlich Gleichstromschocks (DC-Ablation) eingesetzt. Diese konnten wegen starker Muskelkontraktionen und heftiger Schmerzreize nur in Vollnarkose appliziert werden. Ein weiterer gravierender Nachteil war die schlechte Steuerbarkeit der gesetzten Läsion mit möglicher Induktion neuer Rhythmusstörungen (Induktion von Kammertachykardien) sowie vereinzelt das Auftreten von Myokardtamponaden.

Der klinische Durchbruch der Katheterablation erfolgte (Borggrefe et al. 1987; Jackman et al. 1991, 1992; Kuck 1991 u. a.) durch Einsatz der sog. Radiofrequenzenergie, d. h. hochfrequenten Wechselstromes, eines Verfahrens, das sich in der Chirurgie zur lokalen Blutstillung (Elektrokauter) schon seit Jahrzehnten bewährt hatte.

Das Prinzip der Radiofrequenz-(RF-)Ablation beruht auf einer lokalen Elektrokoagulation, die im wesentlichen auf einen thermischen Effekt zurückzuführen ist (Koagulation des Gewebes ab 70 °C). Appliziert wird die Energie in der Regel unipolar über eine möglichst großflächige Elektrodenspitze gegen eine unter dem linken Schulterblatt plazierte Neutralelektrode. Die Gewebeläsionen der RF-Ablation sind sehr umschrieben und durch Wahl der Energieabgabe gut steuerbar. Die Applikation von RF-Strom ist weitgehend schmerzfrei (von manchen Patienten wird ein leichtes Wärme-/Druckgefühl angegeben) und kann dementsprechend ohne Vollnarkose im elektrophysiologischen Labor durchgeführt werden. Bei Temperaturen ab ca. 100 °C treten unerwünschte Karbonisierungseffekte mit Bildung von Koagula aus Gewebe und Blut auf, die zu thromboembolischen Komplikationen führen können. Dies äußert sich in einer plötzlichen Impedanzänderung, die während der Radiofrequenzstromabgabe kontinuierlich gemessen wird. Zur Vermeidung von Temperaturspitzen sind temperaturgesteuerte Ablationsverfahren prinzipiell vorteilhaft, zur Reduzierung der Gefahr der lokalen Thrombusbildung erfolgt eine therapeutische Heparinisierung (5000 iE Heparin als Bolus, 1000 iE/h). Von vielen Zentren wird außerdem ein Thrombozytenaggregationshemmer über 3 Monate appliziert. Üblicherweise wird ein Radiofrequenzstrom mit einer Leistung von 15–30 (bis maximal 50) W über 30–60 s appliziert.

Unabdingbare Voraussetzung zur Durchführung einer Katheterablation ist eine exakte Lokalisation des Ursprungsortes der Tachykardie. Für dieses endokardiale Mapping ist beispielsweise beim WPW-Syndrom die Sondierung des Koronarsinus (Abb. 47) sehr hilfreich, da hierdurch linksseitig gelegene akzessorische Bahnen lokalisiert werden können. Ein abnorm kurzes Kopplungsintervall zwischen atrialem und ventrikulärem Elektrogramm sowie die direkte Aufzeichung eines Potentials der akzessorischen Leitungsbahn lassen auf die Insertion einer zusätzlichen Leitungsbahn schließen. Beim manifesten WPW-Syndrom ist die

Katheterablation im Sinusrhythmus möglich, beim verborgenem WPW-Syndrom (mit normaler anterograder Aktivationssequenz) nur unter der Bedingung der induzierten AV-Reentrytachykardie. In vielen Fällen ist aufgrund der Polarität der Deltawelle im Oberflächen-EKG ersichtlich, daß eine linksgelegene Bahn vorliegt. Eine analoge Struktur zum Koronarsinus fehlt am rechten AV-Klappenring. Hier kann man sich in ausgewählten Fällen mit einem intrakoronaren Mapping der rechten Koronararterie mit einer dünnen Drahtelektrode behelfen, die analog zu einem Führungsdraht bei der PTCA in das Koronargefäß vorgeführt werden kann (Abb. 56). Ein Mapping des akzessorischen Bündels in der sog. Ein-Katheter-Technik (Abb. 50) mit dem Ablationskatheter kann am einfachsten bei linkslateralen Bahnen durchgeführt werden (Kuck 1991). In erfahrenen Zentren liegen die Erfolgsraten der Katheterablation beim WPW-Syndrom weit über 90 %. Mit zunehmender Erfahrung und gepulsten Röntgeneinheiten ist die Zeitdauer und Strahlenbelastung des Verfahrens wesentlich geringer geworden (zur Radiofrequenz-Modulation des AV-Knotens s. Abb. 84 und nachfolgende Richtlinien zur Katheterablation).

Die Ergebnisse der Radiofrequenzablation atrialer Tachykardien sowie Vorhofflatterns sind bislang weniger gut im Vergleich zu jenen bei Präexzitationssyndromen oder AV-Knotentachykardien. Durch verbesserte Mappingtechniken, z. B. durch Einsatz sog. Basket-Katheter (die sich korbförmig im rechten Vorhof aufspannen lassen), sind zukünftig bessere Resultate zu erwarten. Dies gilt auch für die Radiofrequenztherapie ventrikulärer Tachykardien, wobei sich allerdings auf Ventrikelebene zusätzlich das Problem der Eindringtiefe des Radiofrequenzstromes in das ventrikuläre Myokard stellt. Möglicherweise lassen sich durch Einsatz alternativer Ablationsenergien wie der Applikation von Ultraschall, Laserenergie oder Mikrowellen bessere Ablationsresultate erzielen.

Gute Ergebnisse finden sich bei der Radiofrequenzablation im Sonderfall idiopathischer ventrikulärer Tachykardien (z. B. der rechtsventikulären Ausfluß-trakt-VT, Abb. 128).

Im folgenden sind die Richtlinien zur Katheterablation bei Patienten mit tachykarden Rhythmusstörungen abgedruckt.

Richtlinien zur Katheterablation bei Patienten mit tachykarden Rhythmusstörungen[1]

I. Ablation von akzessorischen atrioventrikulären Leitungsbahnen

Akzessorische atrioventrikuläre Leitungsbahnen finden sich überall entlang der AV-Klappenringe. Die Unterbrechung der akzessorischen Leitungsbahn verhindert sowohl das Auftreten einer reziproken atrioventrikulären Tachykardie als auch eine schnelle Überleitung auf die Herzkammer beim Auftreten von Vorhofflimmern.

---

[1] Auszug aus: Mitteilungen der Deutschen Gesellschaft für Herz- und Kreislaufforschung 1994.

Technik. Linksseitige Leitungsbahnen können sowohl vom linken Ventrikel unterhalb des AV-Ringes nach Punktion der A. femoralis als auch von der Vorhofseite nach transseptaler Punktion unterbrochen werden. Bei rechtsseitigen Leitungsbahnen erfolgt die Ablation überwiegend von der atrialen Seite, selten von der ventrikulären Seite. Anteroseptale Leitungsbahnen können sowohl von der atrialen als auch von der ventrikulären Seite unterbrochen werden. Die Ablation posteroseptaler Leitungsbahnen erfolgt entweder von rechts oder links posteroseptal. Dabei muß der linksventrikuläre Zugang von der Ablation im Koronarvenensinus oder der V. cordis media unterschieden werden. Die Energien liegen zwischen 15 Watt (Koronarvenensinus, V. cordis media), 25–30 Watt (linke freie Wand) bis hin zu 50 Watt (rechte freie Wand).

Ergebnisse. Als erfolgreiche Ablation wird die vollständige antegrade und retrograde Unterbrechung der Leitung über die akzessorische Leitungsbahn definiert. Die Erfolgsraten liegen bei 95–99 %. Komplikationen sind selten und liegen insgesamt unter 5 %. Dazu zählen die Herztamponade infolge einer Myokardperforation, der Koronararterienspasmus mit oder ohne Herzinfarkt, zerebrovaskuläre Insulte und/oder periphere Embolien und AV-Blockierungen. Die Häufigkeit von prozedurbezogenen Todesfällen liegt unter 0,5 %. Ein Wiederauftreten der Leitung über die akzessorische Leitungsbahn findet sich im ersten Jahr bei 5–8 %. Unklar bleibt derzeit die Bedeutung der langen Durchleuchtungszeiten (30–60 min) für Patienten und Untersucher.

Indikation. Die Katheterablation von akzessorischen Leitungsbahnen sollte bei symptomatischen Patienten durchgeführt werden. Bei asymptomatischen Patienten sollte nur im Einzelfall, z. B. bei bestimmten Berufssituationen (Piloten; Leistungssportler), eine Katheterablation erwogen werden.

II. Modulation der AV-Knoten-Überleitung bei AV-Knoten-Tachykardien

AV-Knoten-Tachykardien beruhen überweigend auf einer kreisenden Erregung. Dabei ist die Region schneller Erregungsleitung anterseptal und die langsamer Erregungsleitung posteroseptal um das Ostium des Koronarvenensinus lokalisiert. Die Identifikation der atrialen Insertion der langsamen Leitungsbahn ist durch die indirekte Ableitung von Aktivierungspotentialen möglich.

Technik. Die Unterbrechung von AV-Knoten-Tachykardien ist mit zwei verschiedenen Techniken möglich.
1. Ablation der schnellen Leitungsbahn. Die Ablation der schnellen Leitungsbahn erfolgt anteroseptal ähnlich dem Vorgehen wie bei der Ablation des AV-Knotens. Dabei wird der Katheter etwas weiter zurückgezogen, bis nahezu kein His-Potential, jedoch ein großes Vorhofsignal nachweisbar ist. Die Energie wird titriert, beginnend bei 10 Watt, bis junktionale Schläge während der Stromapplikation auftreten. Folgt den junktionalen Schlägen keine retrograde Vorhofaktivierung (negatives P in II und III),

ist die Hochfrequenzstromapplikation zu beenden, um höhergradige AV-Blockierungen zu vermeiden.

2. Ablation der langsamen Leitungsbahn. Die Ablation der langsamen Leitungsbahn erfolgt posteroseptal im Bereich des Ostiums des Koronarvenensinus. Die Plazierung des Ablationskatheters erfolgt entweder anhand der Ableitung eines Potentials von der atrialen Insertion der langsamen Leitungsbahn oder anhand rein anatomischer Kriterien. Der Endpunkt der Stromapplikation ist die Nichtauslösbarkeit einer anhaltenden AV-Knoten-Tachykardie, selbst wenn noch einzelne AV-Knoten-Echoschläge auslösbar sind.

Ergebnisse. Als erfolgreiche Modifikation der AV-Knoten-Region wird entweder eine komplette Ablation oder eine Modifikation der schnellen oder langsamen Leitungsbahn definiert. Dabei gilt als Endpunkt die Nichtauslösbarkeit einer AV-Knoten-Tachykardie. Bei Modifikation der langsamen Leitungsbahnen können einzelne AV-Knoten-Echoschläge weiterhin auftreten. Insgesamt liegt die Erfolgsrate zwischen 85 und 99 %, unabhängig von der gewählten Technik. Die Hauptkomplikation ist das Auftreten eines totalen AV-Blocks. Dessen Häufigkeit liegt bei der Ablation der schellen Leitungsbahn bei 5–10 %, bei Ablation der langsamen Leitungsbahn bei 1–3 %.

Indikation. Wegen der geringeren Häufigkeit des totalen AV-Blocks sollte primär nur noch die Ablation der langsamen Leitungsbahn angestrebt werden. Da trotzdem AV-Blockierungen auftreten können, sollte das Verfahren auf Patienten mit therapierefraktären AV-Knoten-Tachykardien oder auf Patienten mit Nebenwirkungen infolge einer medikamentösen Therapie beschränkt bleiben. Nur im Einzelfall sollte bei symptomatischen Patienten eine Modifikation der AV-Knotenüberleitung als primäre Therapie durchgeführt werden, z. B. zur Vermeidung einer lebenslangen medikamentösen Therapie.

III. Katheterablation des AV-Knotens

1982 berichteten Scheinman et al. und Gallagher et al. unabhängig voneinander erstmals von einer Kathetertechnik zur Ablation des spezifischen Leitungssystems.

Methode. Ein multipolarer Elektrodenkatheter wird von der V. femoralis über die Trikuspidalklappe geschoben, um die Vorhof-, His-Bündel- und Kammeraktivität zu registrieren. Normalerweise wird der Elektrodenkatheter so weit zurückgezogen, bis ein großes Vorhofpotential und nur noch ein kleines His-Bündel-Potential registriert wird. Während der ersten Sekunden der Hochfrequenzstromanwendung am AV-Knoten zur Unterbrechung der AV-Überleitung treten meistens junktionale Schläge auf. Nach AV-Knoten-Ablation besteht fast immer ein Ersatzrhythmus mit einem schmalen QRS-Komplex. Bei Versagen der Hochfrequenztechnik von der rechten Herzseite aus kann die Katheterablation auch vom linken Ventrikel aus durchgeführt werden. Hierzu wird ein multipolarer Elektrodenkatheter über die Aortenklappe an das Septum des linken Ventrikels vorgeführt und unterhalb der Aortenklappe am Hisschen Bündel plaziert.

Ergebnisse. Die Erfolgsrate der Hochfrequenzstromablation zur Unterbrechung der AV-Überleitung liegt bei 70–95 %. Unter zusätzlicher Verwendung der linksseitigen Technik kann eine Unterbrechung der AV-Überleitung in nahezu 100 % erreicht werden. Nach Erzeugung eines totalen AV-Blocks ist trotz eines Ersatzrhythmus mit schmalem QRS-Komplex, der in der Regel bei 50 Schlägen pro Minute liegt, immer eine Schrittmacherversorgung notwendig.

Eine gezielte Modulation der AV-Überleitung, d.h. eine Verlängerung der AV-Überleitungszeit mit gleichzeitiger Verlängerung der AV-Knoten-Refraktärzeit, zur Vermeidung einer Schrittmacherimplantation kann nur bei 35 % der Patienten erreicht werden. Beschwerdefreiheit (ohne Schrittmacherversorgung) tritt nach diesem Verfahren jedoch nur bei 10 % der Patienten auf. Komplikationen bei der AV-Knoten-Ablation sind extrem selten. Es wurde jedoch von spätem plötzlichen Herztod und elektromechanischer Entkoppelung mit Todesfolge berichtet. Zu vermeiden ist die niedrigfrequente Schrittmacherstimulation nach AV-Knoten-Ablation, da darunter plötzliche Todesfälle infolge einer sogenannten „Torsade de pointes"-Arrhythmie aufgetreten sind.

Indikationen. Medikamentös refraktäres Vorhofflimmern und -flattern sowie medikamentös refraktäre Vorhoftachykardien, deren Ursprungsort nicht direkt durch eine Ablation beseitigt werden können. Da die Rhythmusstörung durch die AV-Knoten-Ablation selbst nicht beseitigt wird, bleibt bei Vorliegen von Vorhofflimmern das Risiko einer thromboembolischen Komplikation. Die Kontrolle der Herzfrequenz nach AV-Knoten-Ablation wird in der Regel durch die Implantation eines frequenzadaptiven Ein- oder Zweikammersystems ermöglicht.

IV. Katheterablation bei Kammertachykardien

Bei Patienten mit anhaltenden Kammertachykardien und organischer Herzerkrankung (z. B. Zustand nach Myokardinfarkt) ist der zugrundeliegende Mechanismus eine kreisende Erregung. Im Gegensatz dazu liegt der Kammertachykardie bei Patienten ohne organische Herzerkrankung entweder eine verstärkte Automatie, eine getriggerte Aktivität oder ein Mikro-„Reentry" zugrunde.

Technik. Verschiedene Techniken zur Lokalisation eines kritischen Ortes zur Katheterablation bei Kammertachykardien werden angewandt.
1. Identifikation des Ortes der frühesten endokardialen Erregung. Diese Technik sollte überwiegend bei Patienten ohne organische Herzerkrankung angewandt werden.
2. „Pace mapping" d. h. die Stimulation der Herzkammer an verschiedenen Orten während Sinusrhythmus mit dem Ziel, den Ort zu finden, an dem der stimulierte QRS-Komplex mit der Kammertachykardie übereinstimmt.
3. Identifikation der Zone langsamer Leitung entweder durch Nachweis eines langen Stimulus-QRS-Intervalls mit einem stimulierten QRS-Komplex,

der mit dem intrinsischen QRS-Komplex während der Kammertachykardie übereinstimmt oder durch ein sog. verborgenes „Entrainment".

Nach Identifikation einer kritischen Zone zur Katheterablation wird Hochfrequenzstrom mit einer Energie von 20–40 Watt während der Kammertachykardie abgegeben.

Ergebnisse. Als erfolgreiche Ablation wird die Nichtauslösbarkeit der klinisch dokumentierten Kammertachykardie angesehen. In der Regel sollte bei einer Kontrollstimulation vor der Krankenhausentlassung ebenfalls die klinisch dokumentierte Tachykardie nicht mehr auslösbar sein. Die Auslösbarkeit zusätzlicher, bisher klinisch nicht dokumentierter Tachykardien wird in der Regel nicht als Endprodukt betrachtet.

Die Erfolgsrate bei der Katheterablation von Kammertachykardien auf dem Boden einer organischen Herzerkrankung ist im Vergleich zur Ablation von supraventrikulären Tachykardien mit 40–75 % niedrig. Im Gegensatz dazu liegt Erfolgsrate bei Patienten ohne organische Herzerkrankung um 90 %. Ebenfalls kann bei Patienten mit sog. unaufhörlichen Kammertachykardien auch bei zugrundeliegender Herzerkrankung eine Terminierung der Tachykardie und damit eine akute Besserung der häufig bedrohlichen hämodynamischen Situation in nahezu 90 % erreicht werden. Eine weitere Ausnahme stellt die hohe Erfolgsrate von nahezu 100 % bei Patienten mit Kammertachykardien auf dem Boden einer kreisenden Erregung innerhalb der Schenkel des His-Purkinje-Systems dar. Komplikationen sind bei Patienten mit Kammertachykardien bei zugrundeliegender Herzerkrankung häufig, da es sich in der Regel um schwerkranke Patienten handelt. In einer Übersicht lag die Anzahl von Todesfällen bei 6,7 %. Andere schwerwiegende Komplikationen sind Hypotension, Lungenödem, zerebrovaskuläre, pulmonale und periphere Embolien, Herzbeuteltamponade, Herzinfarkt, linksventrikuläre Thromben, Sepsis, Angina pectoris und neu aufgetretene Arrhythmie.

Indikation. Wegen der geringen Erfolgsrate bei Patienten mit organischer Herzerkrankung sollte die Katheterablation grundsätzlich nur bei Patienten mit „map"baren (lokalisierbaren), d. h. langsamen, hämodynamischen tolerierten Kammertachykardien durchgeführt werden, die reproduzierbar auslösbar oder unaufhörlich sind. Voraussetzung ist die medikamentöse Therapiefraktärität. Bei medikamentös therapierefraktären Patienten mit hämodynamisch instabilen Kammertachykardien sollte entweder ein rhythmuschirurgischer Eingriff oder die Implantation eines Defibrillators erwogen werden. Wegen der insgesamt niedrigen Erfolgsrate sollte die Katheterablation bei Kammertachykardien auf dem Boden einer organischen Herzerkrankung nach kritischer Indikationsstellung zurückhaltend angewendet werden.

Bei Patienten mit Kammertachykardien auf dem Boden einer kreisenden Erregung in den Schenkeln des His-Purkinje-Systems ist die Katheterablation die Therapie der Wahl. Bei Patienten mit Kammertachykardien ohne organische Herzkrankheit ist bei medikamentöser Therapierefraktärität ebenfalls eine Katheterablation primär indiziert.

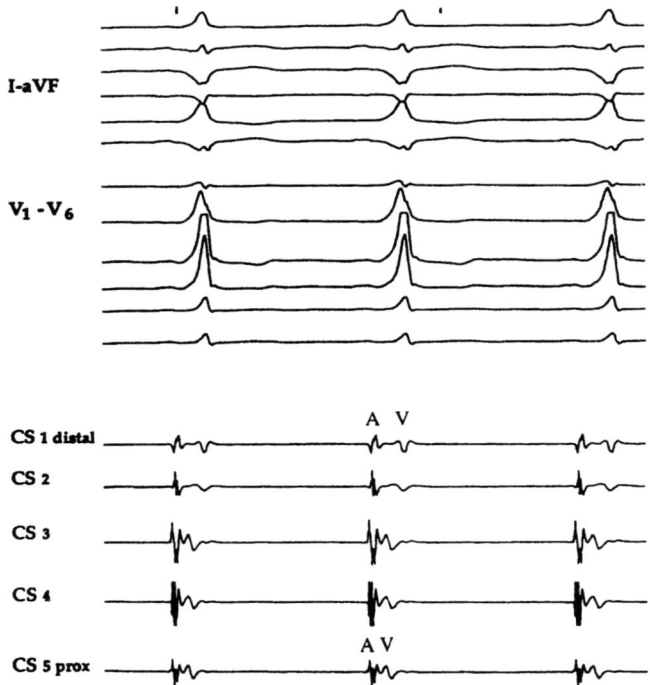

Abb. 47. WPW mit posteroseptaler Leitungsbahn [negative Deltawelle in (II), III und aVF].
Man erkennt, daß in den proximalen Koronarsinusableitungen (*CS3–CS5*) das AV-
Kopplungsintervall am kürzesten ist, während die distalen Pole (*CS1 und CS2*) eine weite
Kopplung aufweisen. Die Lage des Koronarsinuskatheters ist in Abb. 48 dargestellt

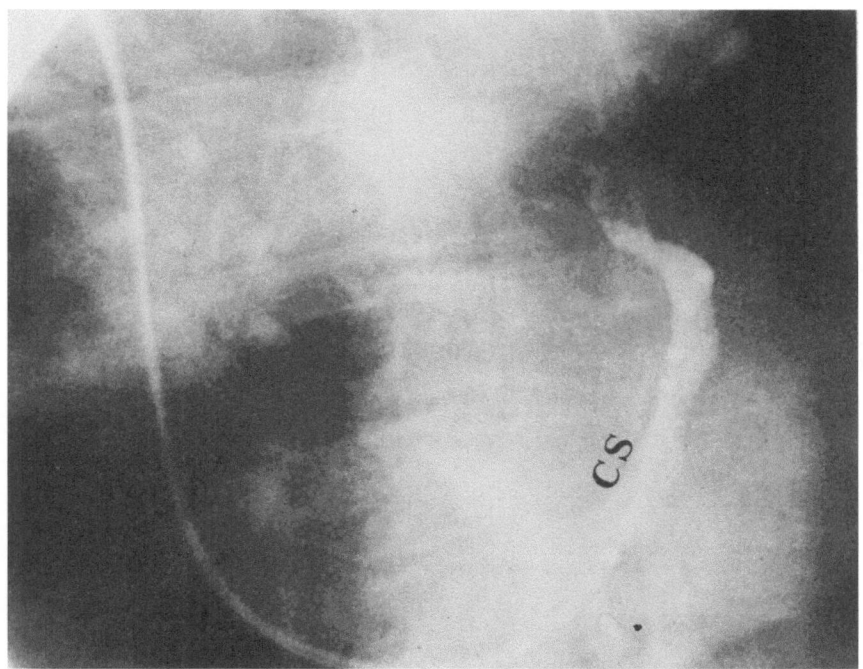

Abb. 48. Korrespondierend zu den endokardialen Signalen aus Abb. 47 röntgenologische Darstellung des Koronarsinus (*CS*) mit Gabe von Kontrastmittel (Lumenkatheter). Hierdurch können etwaige Koronarsinusdivertikel erfaßt werden, die eine Prädilektionsstelle für die Insertion von akzessorischen Leitungsbündeln sind

WPW
Radiofrequenzablation

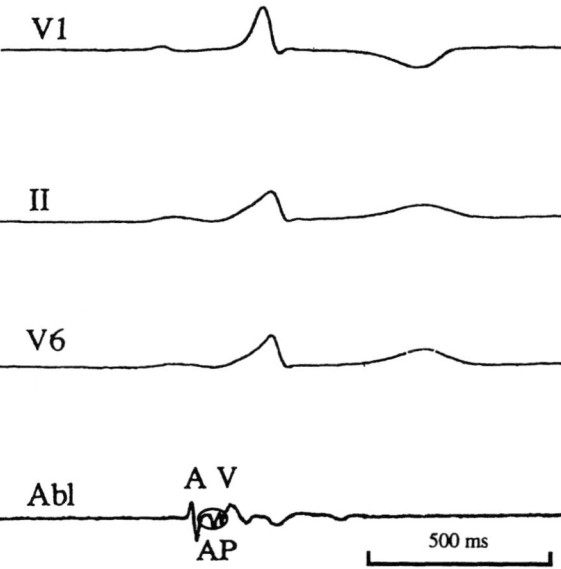

Abb. 49. Sogenannte Einkathetertechnik zur Radiofrequenzablation einer linkslateralen Leitungsbahn. Die Aufzeichnung über den Ablationskatheter (*Abl*) zeigt ein kurz gekoppeltes atriales (*A*) und ventrikuläres (*V*) Potential, dazwischen ein niedrig-amplitudiges Signal der akzessorischen Leitungsbahn (*AP eingekreist* „accessory pathway"), Katheterlage s. Abb. 50

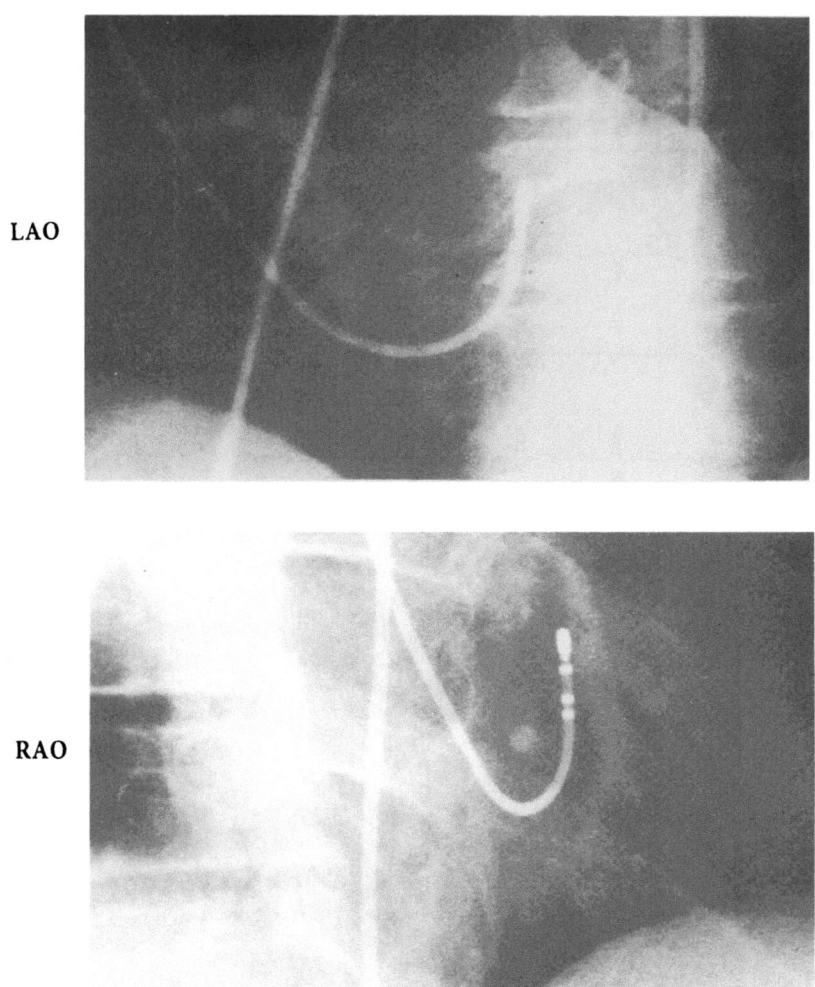

LAO

RAO

Abb. 50. Ablation einer linkslateralen Bahn ohne Koronarsinusmapping (Einkathetertechnik). Positionierung des Ablationskatheters **LAO 60°** in linksschräger, **RAO 30°** in rechtsschräger Projektion. Das abgeleitete Elektrogramm vor Ablation ist in Abb. 49 dargestellt

WPW
Radiofrequenzablation

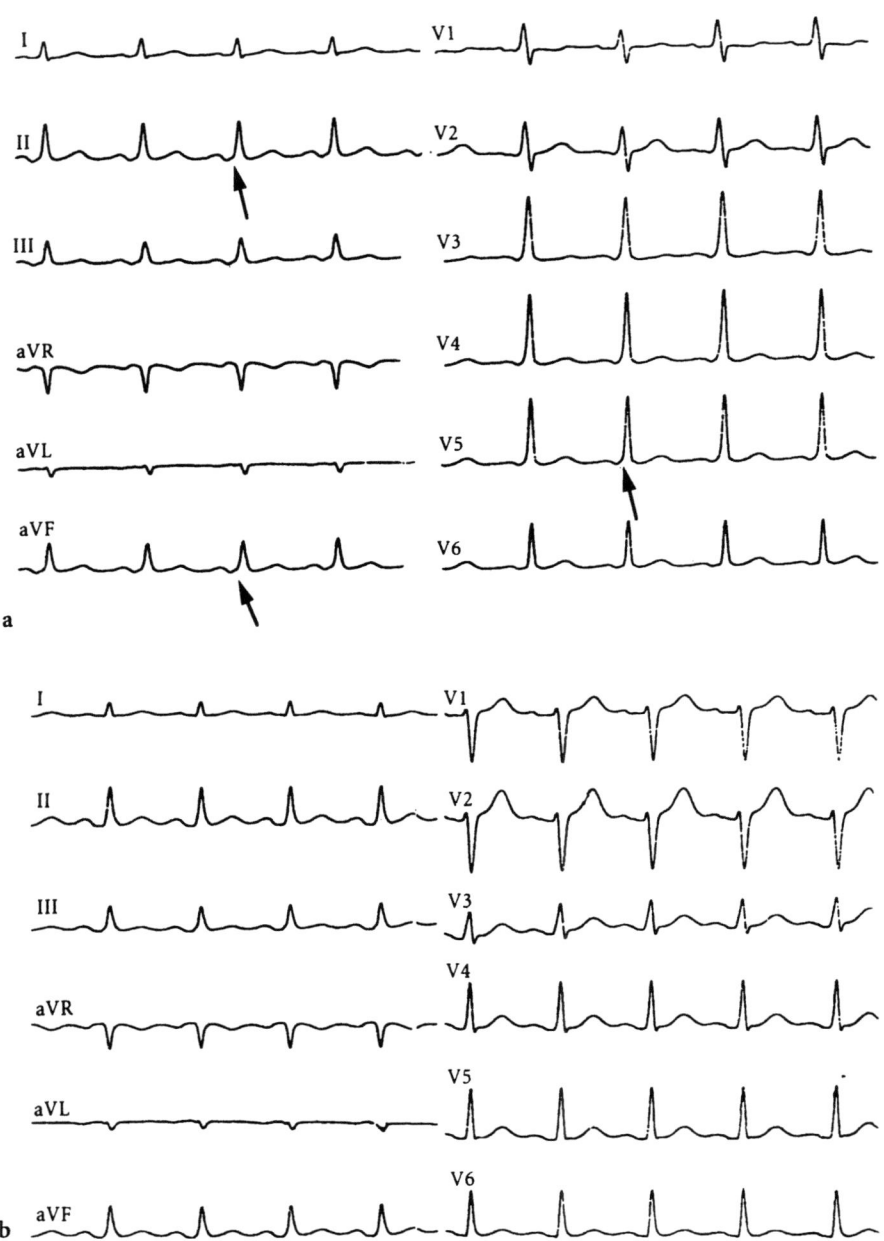

Abb. 51. WPW mit linksposterolateraler Leitungsbahn: **a** vor Radiofrequenzblation mit erkennbarer Deltawelle (*Pfeile*) **b** nach Radiogrequenzablation mit Normalisierung des PQ-Intervalles. Katheterlage zur Radiofrequenztherapie s. Abb. 52

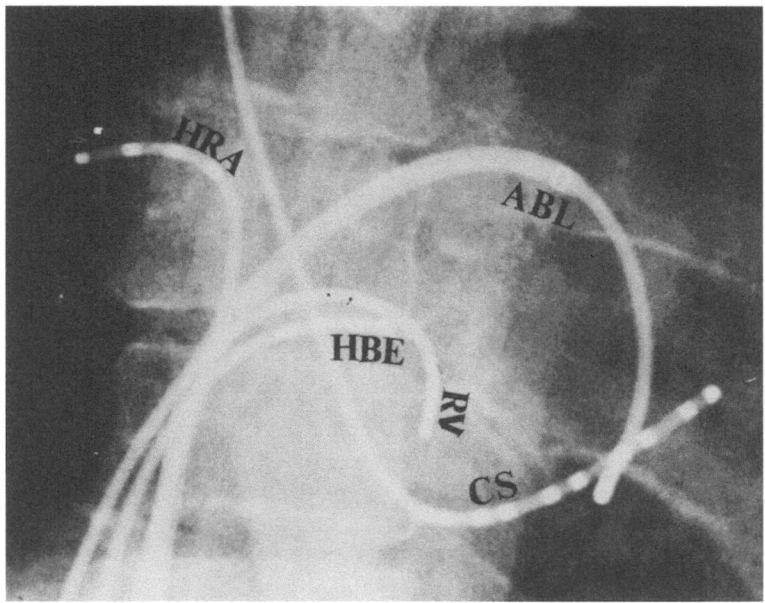

Abb. 52. Transseptale Technik zur Katheterablation. Röntgenaufnahme p. a. Der Ablationskatheter (*ABL*) ist nach transseptaler Punktion des Vorhofseptums über eine Schleuse zur Insertionsstelle der akzessorischen Bahn in Höhe der Koronarsinuspole (*CS*) 3–4 vorgeführt. Weitere Sonden in der His-Bündelregion (*HBE*), im rechten Ventrikel (*RV*) sowie im rechten Vorhof (*HRA*)

WPW
Orthodrome AV-Reentrytachykardie

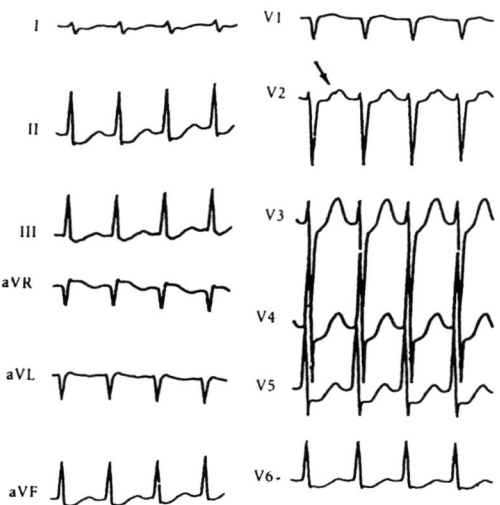

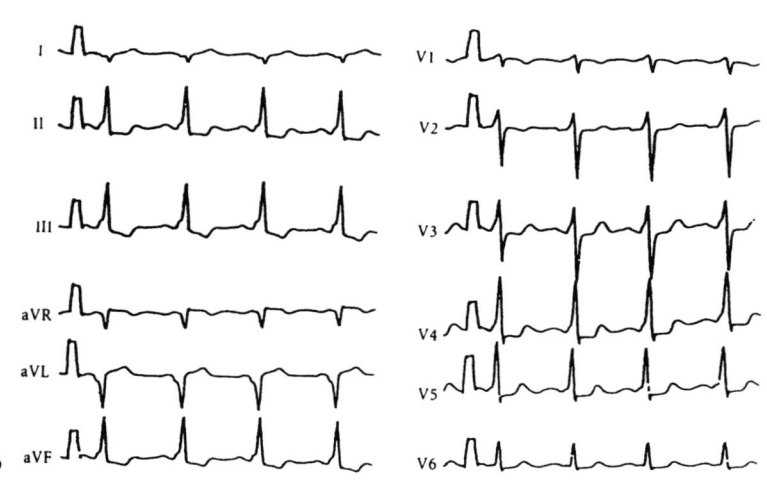

Abb. 53. Orthodrome AV-Reentrytachykardie mit einer Herzfrequenz von 190/min. **a** Typisches elektrokardiographisches Bild mit schlanken QRS-Komplexen und retrograd übergeleiteter P-Welle (*Pfeil in V2*). **b** Sinusrhythmus; die Polarität der Deltawelle weist auf eine linkslaterale Bahn hin

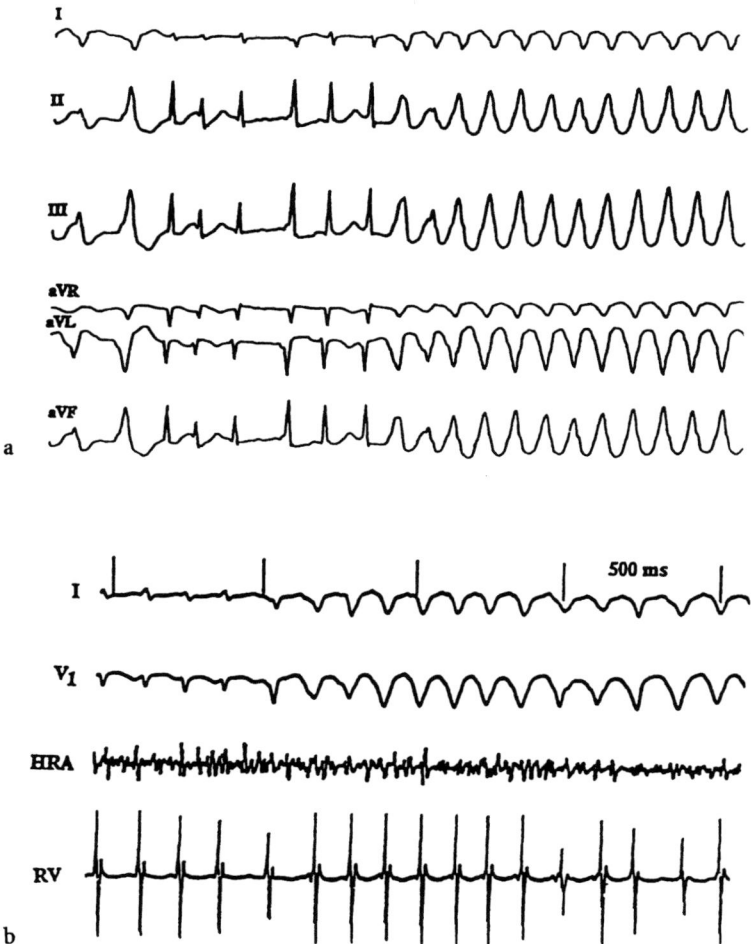

Abb. 54. Identischer Patient wie in Abb. 53. Induktion von Vorhofflimmern während elektrophysiologischer Untersuchung, minimale Kammerzykluslängen < 200 ms. Im Oberflächen-EKG: **a** Partielle Überleitung über den AV-Knoten mit schlanken Kammerkomplexen, gefolgt von breiten, über die akzessorische Bahn übergeleiteten Komplexen. **b** Die endokardialen Ableitungen zeigen in der Vorhofableitung (HRA) feine Flimmerwellen mit unregelmäßiger Überleitung auf Kammerebene (*RV* rechter Ventrikel)

WPW
Vorhofflattern

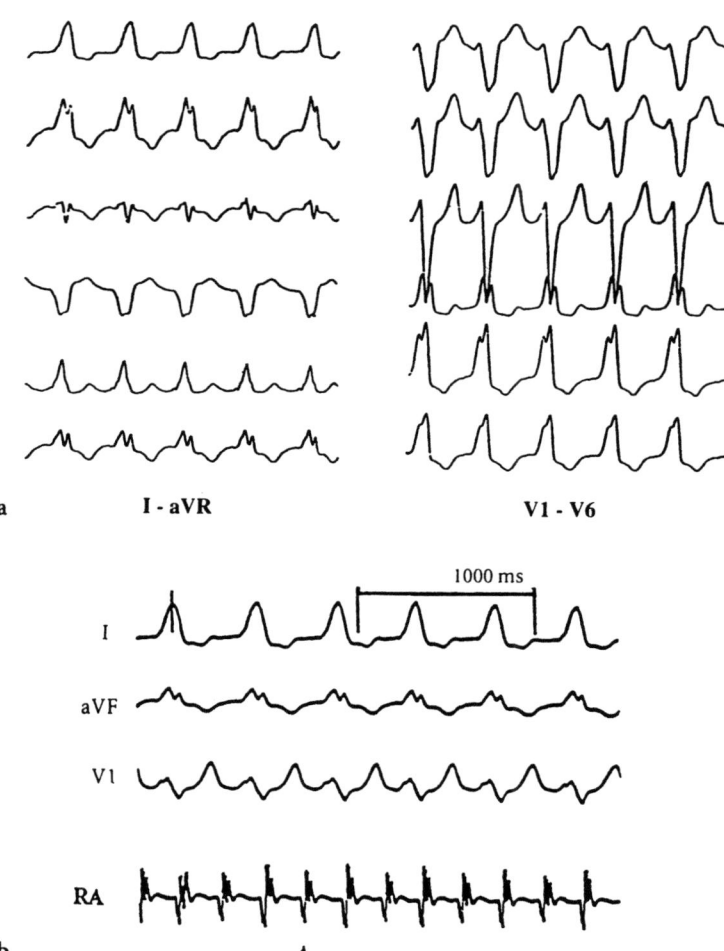

a   I - aVR   V1 - V6

1000 ms

I

aVF

V1

RA

b   A

Abb. 55. **a** Linksschenkelblockförmige Tachykardie mit einer Frequenz von 130/min. Keine ventrikuläre Tachykardie! **b** Die endokardiale Ableitung aus dem rechten Vorhof (*RA*) zeigt Vorhofflattern mit einer Frequenz von 260/min und 2:1-Überleitung auf Kammerebene (s. auch Abb. 71 und 72). WPW mit rechtslateraler akzessorischer Bahn

WPW
Rechtsposterolaterale Bahn, intrakoronares Mapping

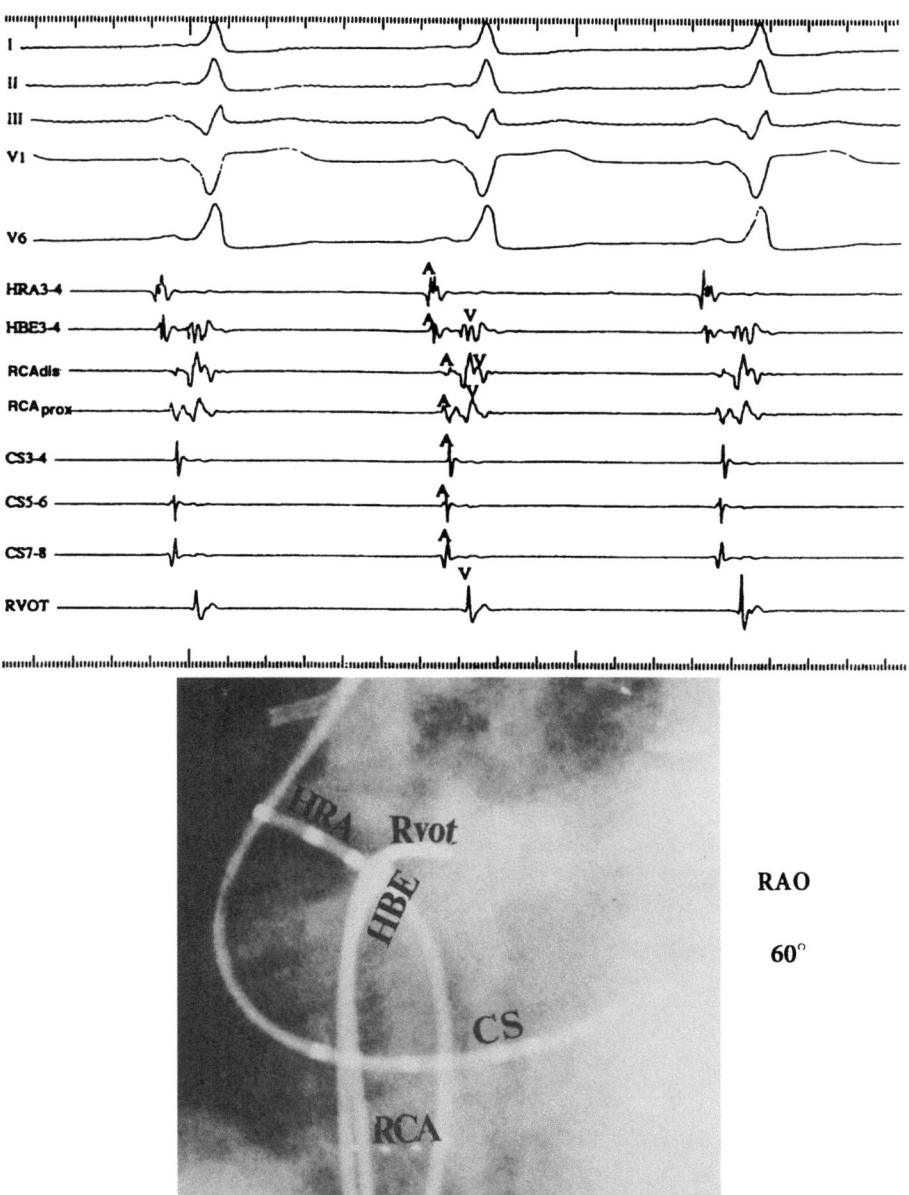

Abb. 56. Rechtsposterolaterale Bahn. Zur Lokalisation wurde ein intrakoronarer Mapping-katheter in die rechte Koronararterie (*RCA*) eingeführt. **a** Kurzes AV-Kopplungsintervall der intrakoronar abgeleiteten Elektrogramme (*RCA dis* distale Pole, *RCA prox* proximale Pole). **b** Katheterlage, (*Rvot* rechtsventrikulärer Ausflußtrakt, *HRA* hoher rechter Vorhof, HBE His-Bündelelektrogramm, *CS* Koronarsinus). Der dünnlumige (2F) rechtskoronare Mappingkatheter liegt posteroseptal. Bemerkung: Gefahr von Spasmen der RCA, nur selten erforderliche Untersuchungsmethode

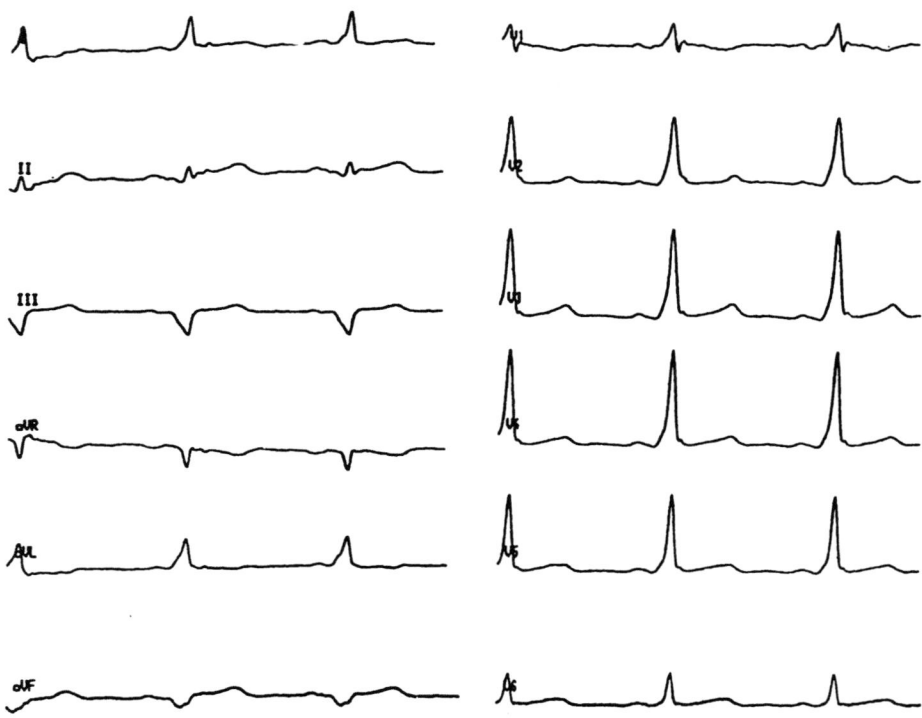

Abb. 57. Typische Konstellation bei linksposteroseptaler akzessorischer Bahn: negative Deltawelle in II, III und aVF mit relativ hoher R-Amplitude in V1. Elektrodenlage zur Katheterablation s. Abb. 58

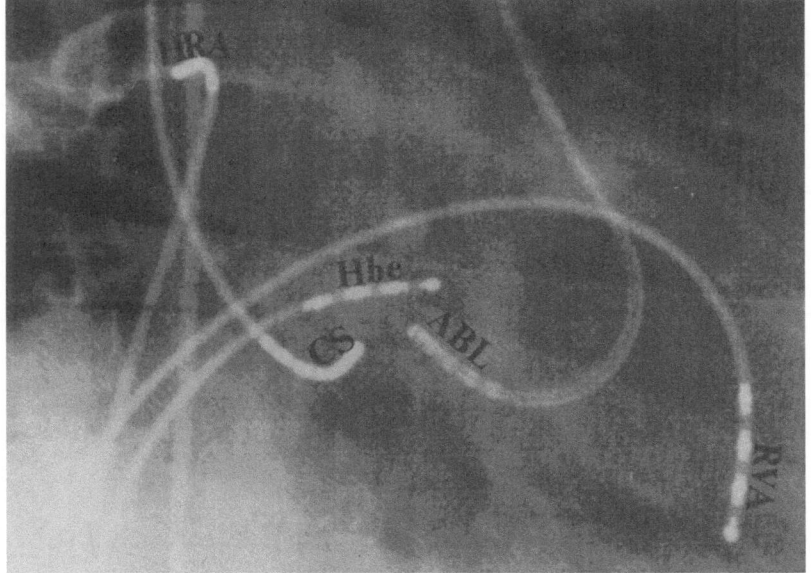

Abb. 58. Lage des Ablationskatheters (*ABL*) zur Ablation einer linksposteroseptalen akzessorischen Bahn durch retrograden Zugang über linken Ventrikel (transaortal). RAO 30°. *HRA* hoher rechter Vorhof, *HBE* His-Bündelelektrogramm, *RVA* rechtsventrikulärer Apex

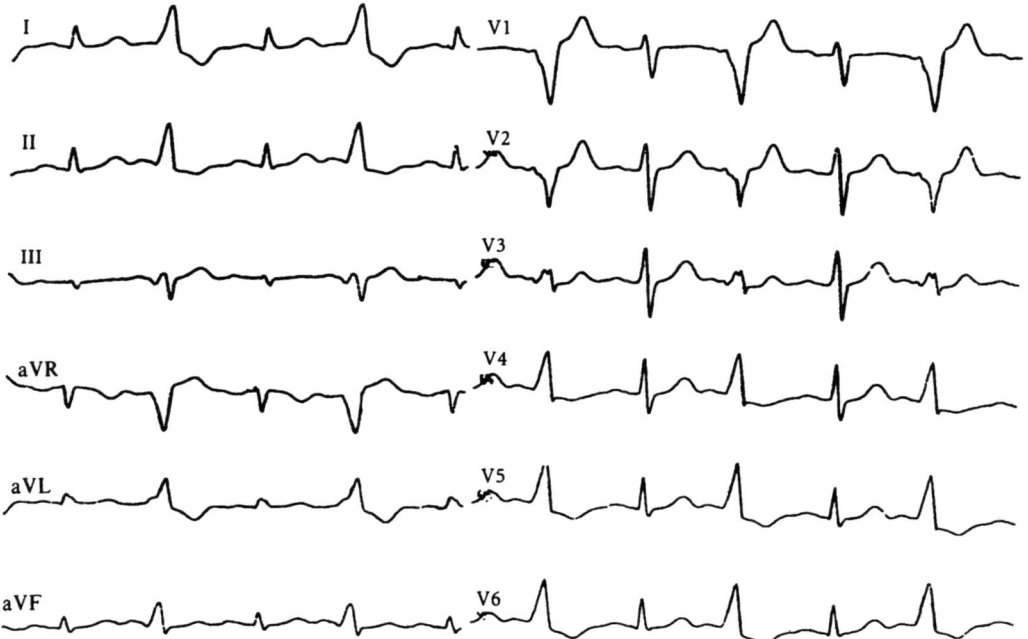

Abb. 59. Bigeminusartiges Bild mit wechselnd breiten Kammerkomplexen bei intermittie-
rendem WPW-Syndrom. Die Polarität der Deltawelle deutet auf eine rechts-anteroseptale
Bahn (typisch: QS-Zacken in V1 und V2). Endokardiale Ableitungen s. Abb. 60

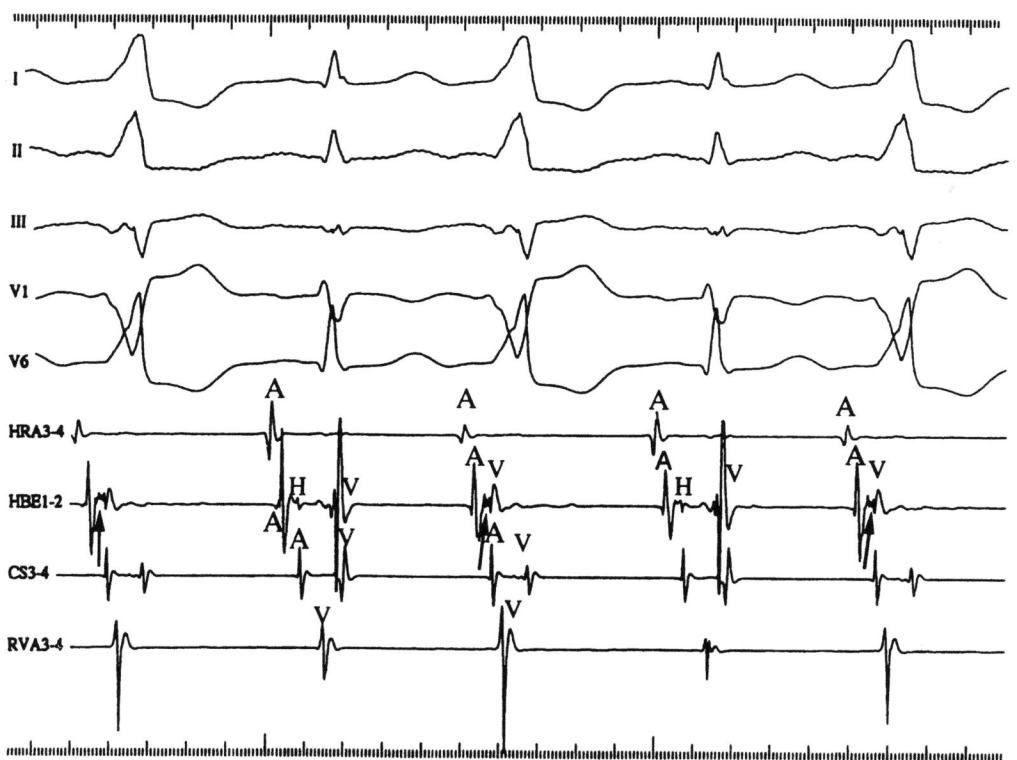

Abb. 60. Endokardiale Ableitungen zu Abb. 59 aus rechtem Vorhof (*HRA*), His-Bündelregion (*HBE*), mittleren Anteilen des Koronarsinus (*CS 3-4*) sowie rechtem Ventrikel (*RVA*). Entsprechend einer intermittierenden Präexzitation intermittierende Aufzeichnung von Leitungspotentialen (*AP*) der akzessorischen Bahn (*Pfeile* in HBE). Es liegt hier eine parahisäre Bahn vor, so daß die AP-Potentiale im Hiskatheter aufgezeichnet werden können. Unter Präexzitation sehr kurzes AV-Kopplungsintervall in HBE

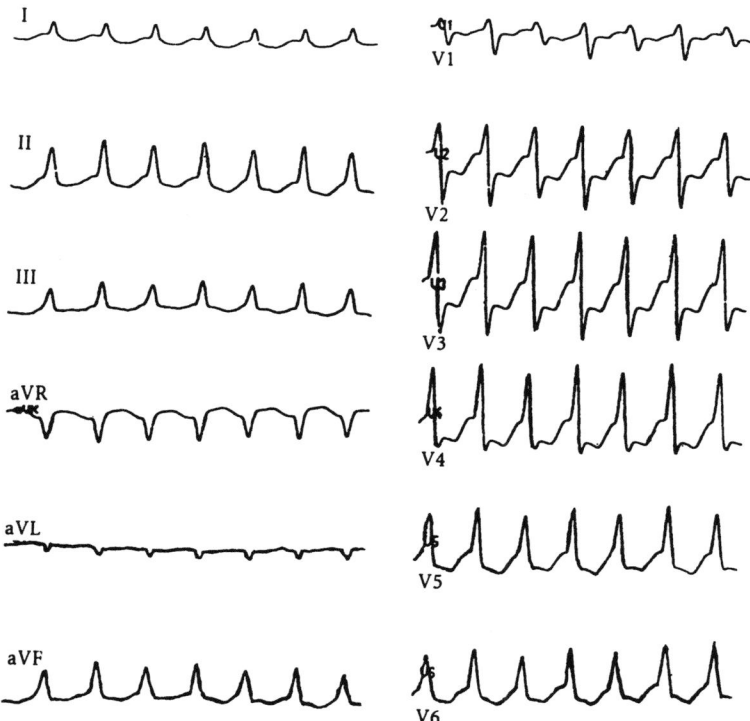

Abb. 61. (Fortlaufende Registrierung). Trotz intermittierender anterograder Präexzitation sehr schnelle retrograde Überleitung bei orthodromer (AV-Reentrytachykardie (HF 230/min) bei guter retrograder Leitungsfähigkeit der akzessorischen Leitungsbahn. In Ableitung V1 erkennbare Alternans (wechselnde Amplitude der R/S-Amplitude, s. auch Abb. 67). Endokardiale Ableitungen s. Abb. 62

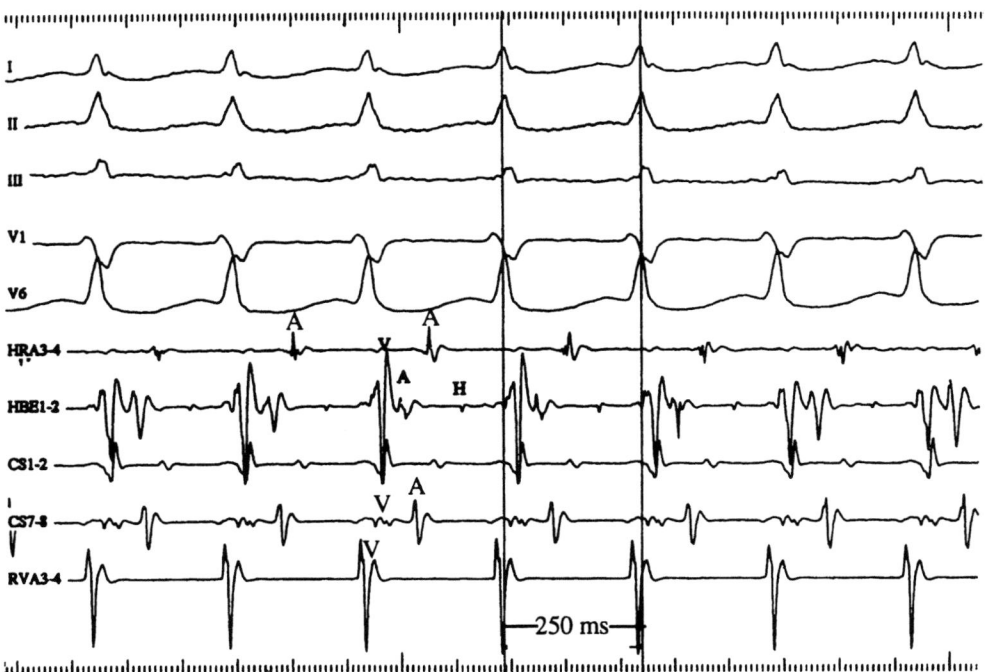

Abb. 62. (Fortlaufende Registrierung). Intrakardiale Aufzeichungen zum Oberflächen-EKG von Abb. 61. Im His-Bündelelektrogramm (*HBE*) kurzes VA-Kopplungsintervall bei retrograder Leitung über die anteroseptale Bahn, anterograde Überleitung über den AV-Knoten mit gut abgrenzbarem His-Potential (*H*)

Orthodrome AV-Reentrytachykardie, aberrante Überleitung mit Linksschenkelblock

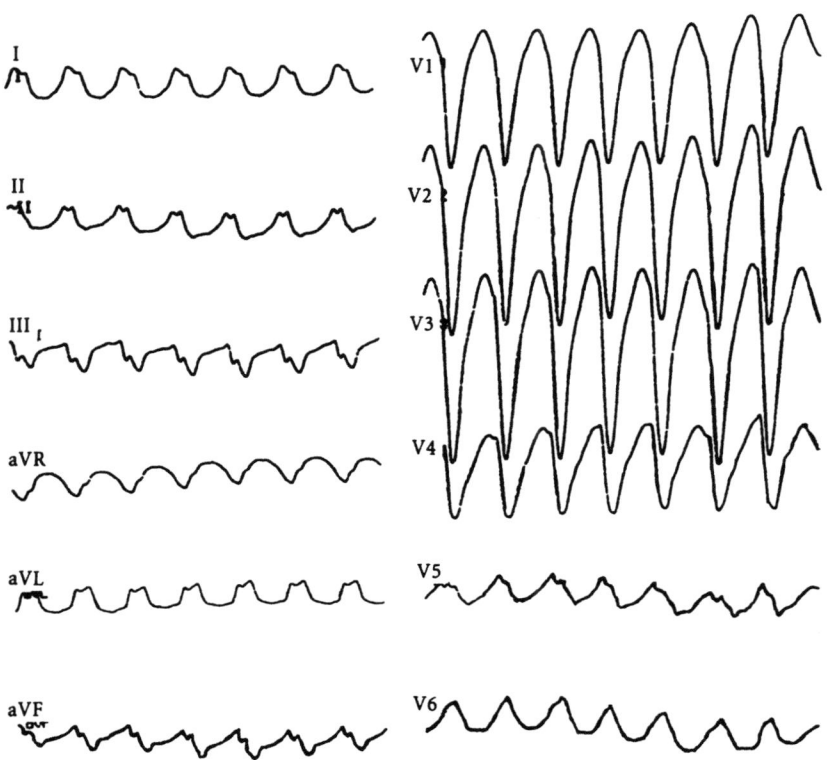

Abb. 63. (Fortlaufende Registrierung). Während der Tachykardie spontanes Auftreten eines Linksschenkelblockes (aberrante Überleitung). Unveränderte Herzfrequenz im Vergleich zu Abb. 61. Bei Vorliegen einer linksseitigen Leitungsbahn wäre eine Verlangsamung der Herzfrequenz zu erwarten, da bei Linksschenkelblock die Erregung einer linkslateralen Leitungsbahn eine längere Leitungszeit in Anspruch nehmen würde (s. Abb. 72). Endokardiale Ableitungen s. Abb. 64. Differentialdiagnostisch spricht bei Linksschenkelblock ein schneller Abfall der S-Zacke in V1 für eine aberrante Überleitung und gegen eine ventrikuläre Tachykardie (s. Tabelle 2 S. 125)

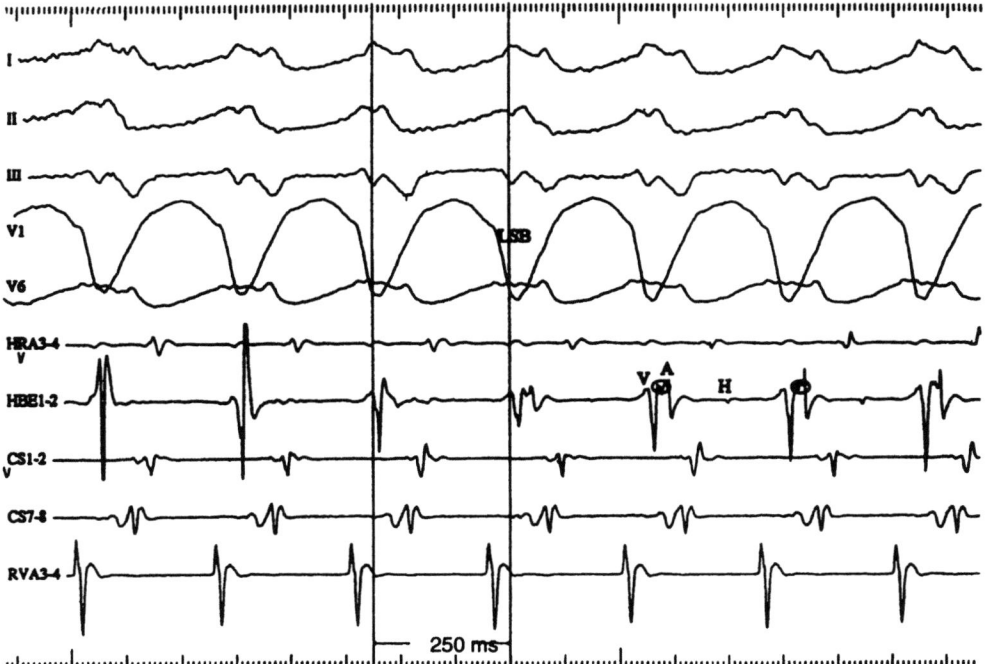

Abb. 64. (Fortlaufende Registrierung). Endokardiale Ableitungen zu Abb. 63. Infolge Tachykardie instabile Katheterlage des His-Bündelkatheters (s. HBE), ansonsten unveränderte Aktivierungssequenz im Vergleich zu Abb. 62. *Kreise* deuten auf akzessorische Leitungsbahnpotentiale

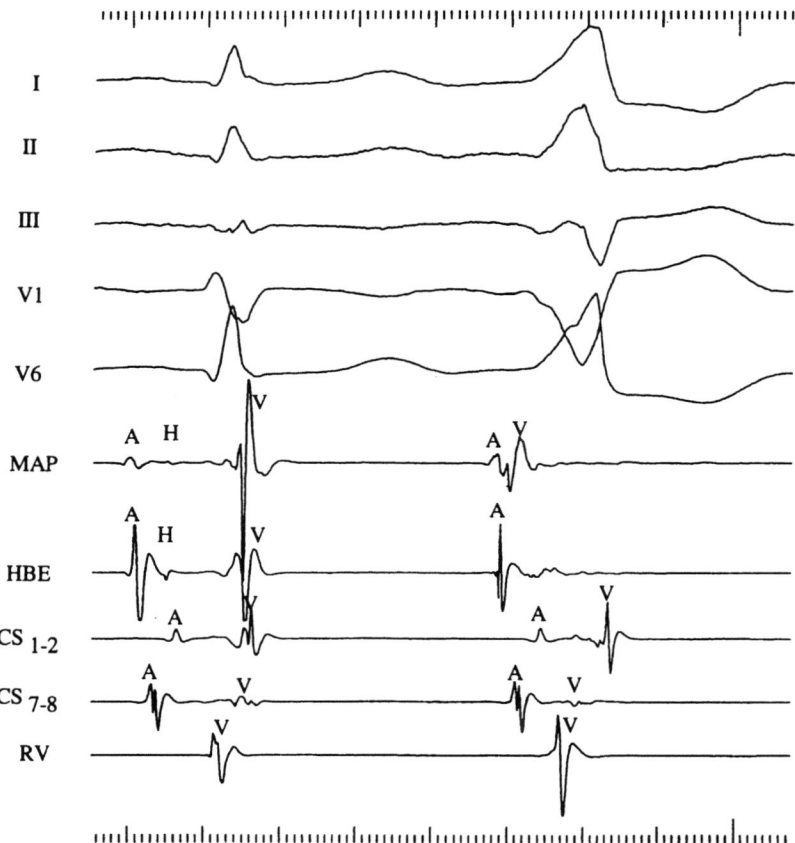

Abb. 65. (Fortlaufende Registrierung). Positionierung des Ablationskatheters (*MAP*) para-hisär (knapp oberhalb des His-Bündelkatheters, s. Abb. 66). Über den Ablationskatheter wird nur ein minimales His-Signal (*H*) aufgezeichnet mit sehr kurzem AV-Intervall während Präexzitation. An dieser Stelle war eine erfolgreiche Ablation der akzessorischen Leitungsbahn ohne Induktion eines AV-Blockes möglich

p.a

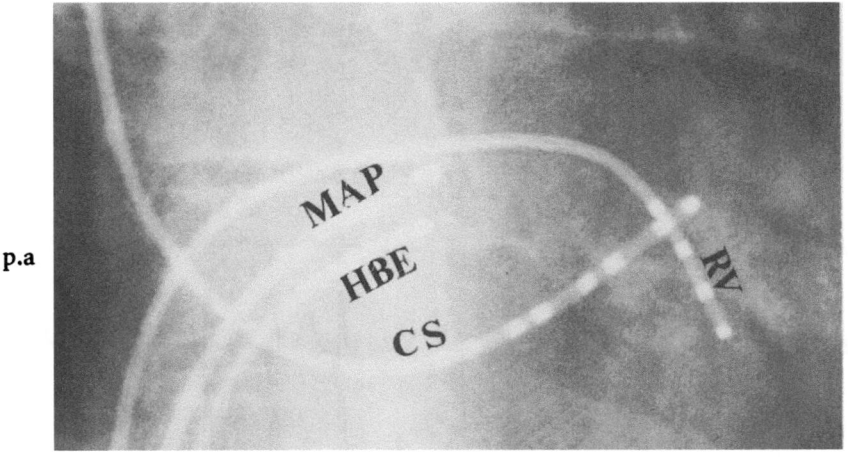

LAO

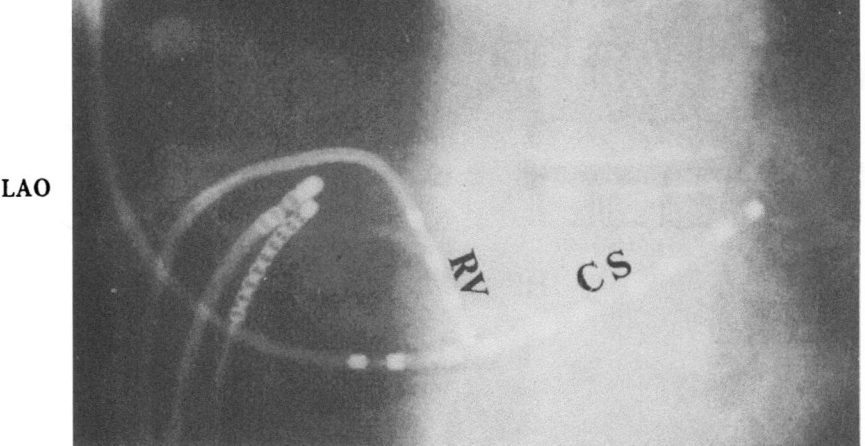

Abb. 66. Röntgenologische Darstellung der Katheterlage zu Abb. 64. **p.a.** Posteriore/anteriore Projektion, **LAO** linksschräge Projektion. Jeweils 10 polige Ableitelektroden in Koronarsinus (*CS*) und His-Region (*HBE*). Der Ablationskatheter ist mit *MAP* (Mapping) bezeichnet, *RV* rechter Ventrikel. Bei rechtsanteroseptalen Bahnen ist es häufig vorteilhaft, den Ablationskatheter über die V. jugularis oder V. subclavia einzuführen, weil hierdurch eine stabilere Katheterlage erzielt werden kann

Alternans

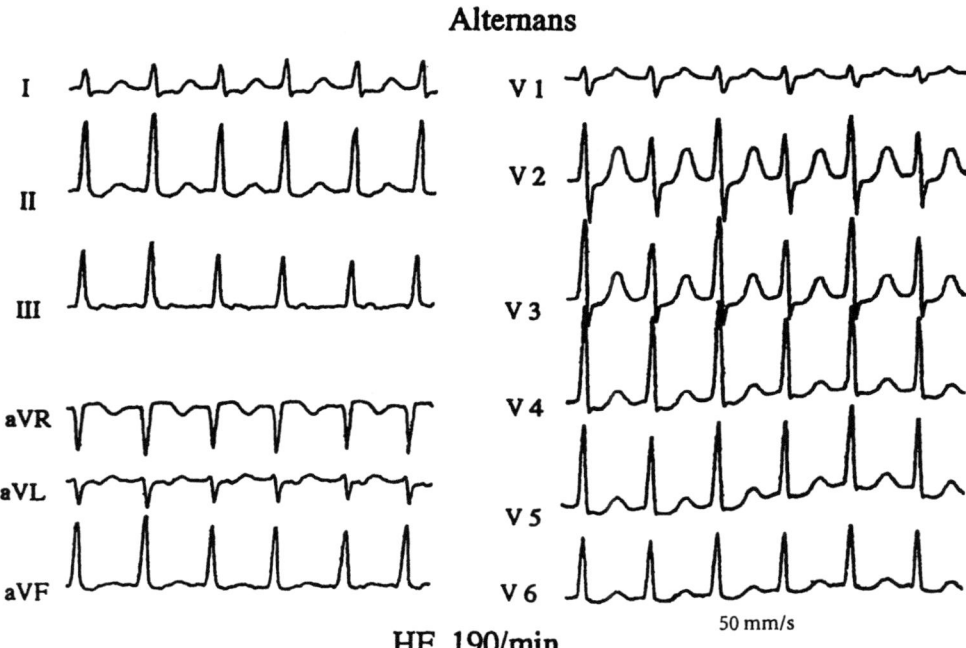

HF 190/min

50 mm/s

Abb. 67. Tachykardie mit schlanken Kammerkomplexen und deutlich erkennbarer QRS-Alternans in V1–V3 (wechselnde Höhe der R/S-Amplituden). Es handelt sich hier um ein verborgenes WPW-Syndrom. Im Ruhe-EKG (nicht dargestellt) fand sich keine Deltawelle, bei der elektrophysiologischen Untersuchung (Abb. 68) ein ausschließlich retrograd-leitendes akzessorisches Bündel

Verborgenes WPW-Syndrom
Orthodrome AV-Reentrytachykardie

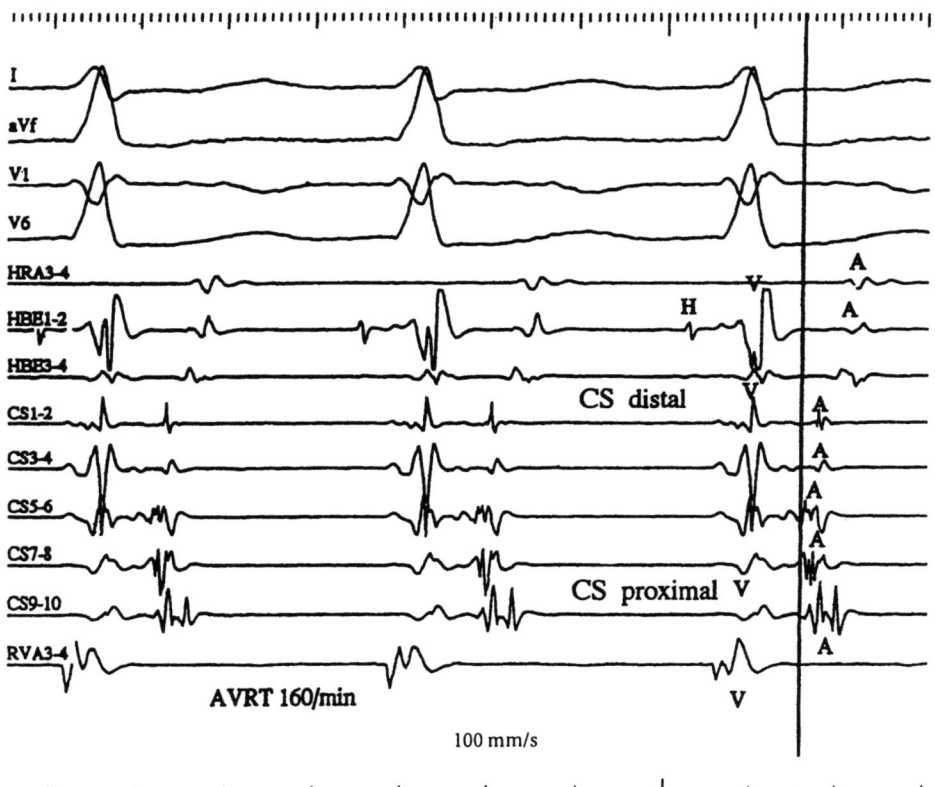

Abb. 68. Intrakardiales Mapping zur Lokalisation der akzessorischen Bahn während Tachykardie von Abb. 67. Orthodrome AV-Reentrytachykardie mit anterograder Leitung über den AV-Knoten (deutlich abgrenzbares His-Potential (*H*) vor Ventrikelpotential (*V*) im His-Bündelelektrogramm). Man erkennt, daß in den Koronarsinusableitungen CS 5–6 die früheste retrograde atriale Aktivierung über die akzessorische Bahn erfolgt (*durchgezogene Linie*, rechts). Die atriale Komponente im distalen (*CS distal*) und proximalen Koronarsinus (*CS proximal*) liegt zeitlich später (sog. „bracketing", d. h. Umklammern der Insertionstelle der akzessorischen Bahn durch Koronarsinusmapping). *HRA* hoher rechter Vorhof, *RVA* rechtsventrikulärer Apex *AVRT* AV-Reentrytachykardie

Verborgenes WPW-Syndrom
Radiofrequenzablation

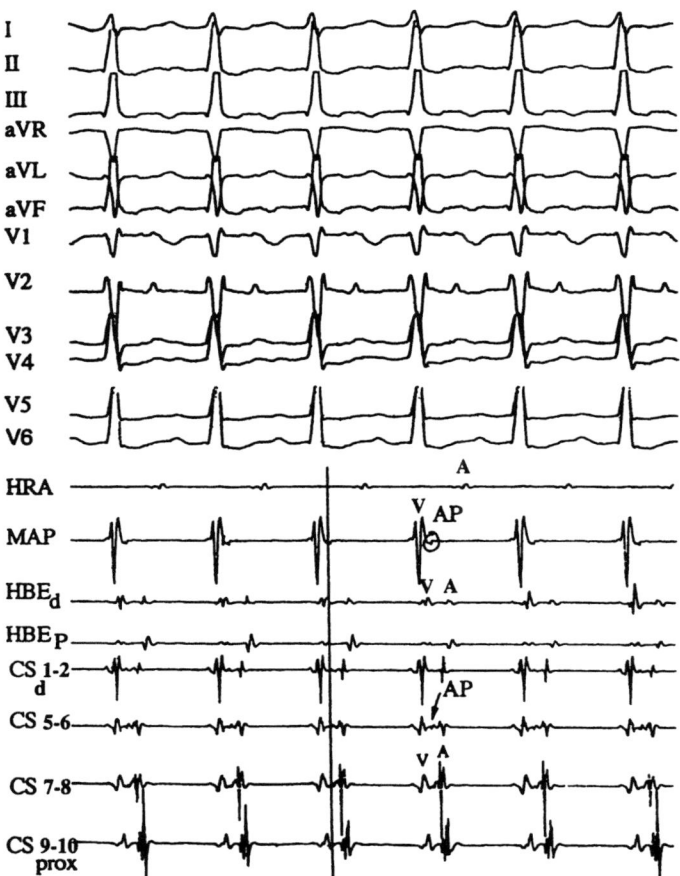

Abb. 69. Identische Patientin wie in Abb. 67 und 68. Zusätzliche Einführung eines Ablationskatheters *(MAP)* in den linken Ventrikel. *HBEd* distales und *HBEp* proximales His-Bündelelektrogramm, *CSd* distale und *CSprox* proximale Koronarsinusableitungen (Katheterlage s. Abb. 70). Im Elektrogramm des Ablationskatheters und in CS 5-6 ist ein akzessorisches Leitungspotential *(AP, eingekreist bzw. Pfeil)* erkennbar. Eine vergrößerte Darstellung findet sich in Abb. 70. Die durchgezogene Linie dient zur Bestimmung der retrograden Aktivationsfolge

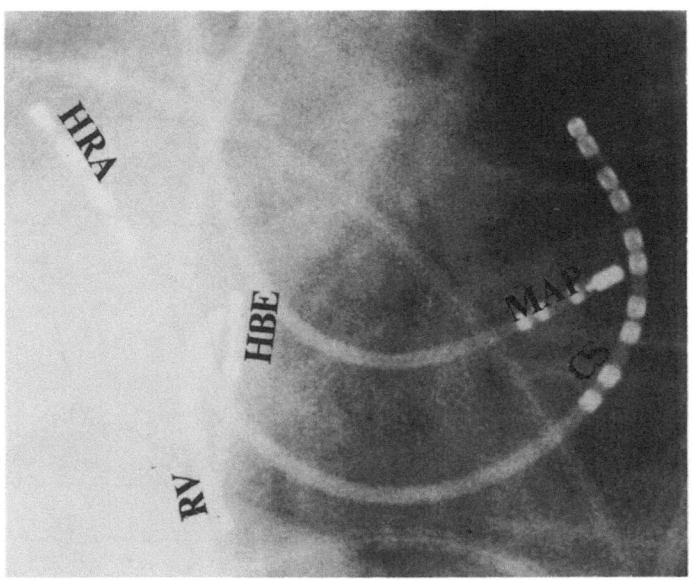

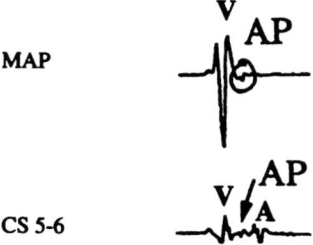

Abb. 70. LAO-Projektion (60°) der Katheterlage zur Ablation einer linkslateralen akzessorischen Leitungsbahn, *HRA* rechter Vorhof, *HBE* His-Bündelelektrogramm, *RV* rechter Ventrikel, *CS* (rechter Bildrand) Koronarsinus, *MAP* Ablationskatheter. Entsprechend der Aufzeichnung eines akzessorischen Leitungsbahnpotentials (*AP Pfeil*) in den Koronarsinusableitungen 5–6 wird der Ablationskatheter in dieser Höhe an den Mitralkappenanulus plaziert. Eine erfolgreiche Ablation zeigt die Aufzeichnung eines AP-Potentials im MAP-Katheter an (eingekreist). Im Gegensatz zum manifesten WPW-Syndrom erfolgt die Ablation bei verborgenem WPW-Syndrom während der Tachykardie

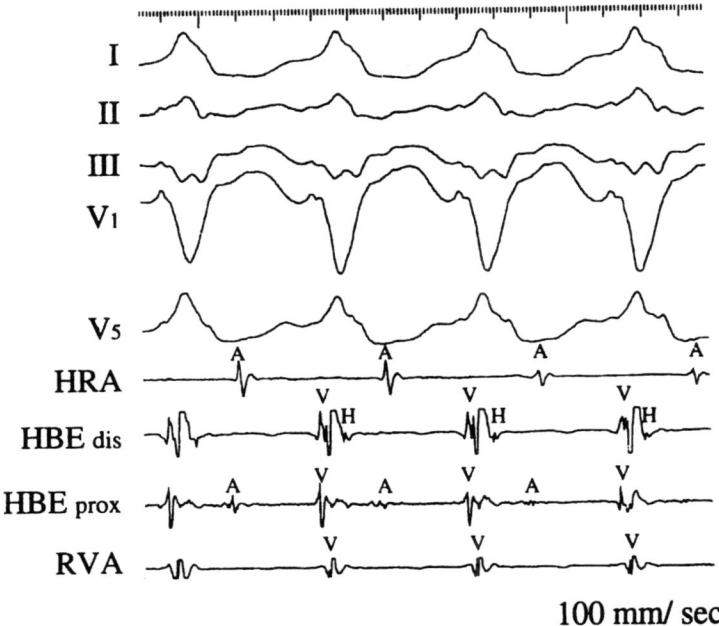

I

II

III

V1

V5

HRA

HBE dis

HBE prox

RVA

100 mm/ sec

Abb. 71. Antidrome Tachykardie bei WPW-Syndrom. Linksschenkelblockartige Kammer-komplexe bei anterograder Leitung über ein rechtsseitig gelegenes akzessorisches Bündel und retrograde Leitung über den AV-Knoten. Dementsprechend findet sich in der His-Bündelableitung (*HBE*) nach dem Ventrikelpotential (*V*) ein retrogrades His-Potential (*H*). *RVA* rechtsventrikulärer Apex, *HRA* hoher rechter Vorhof. Differentialdiagnostisch abzugrenzen ist eine orthodrome AV-Reentrytachykardie mit funktionellem Schenkelblock (Abb. 72)

ZL   350 ms   ZL   290 ms

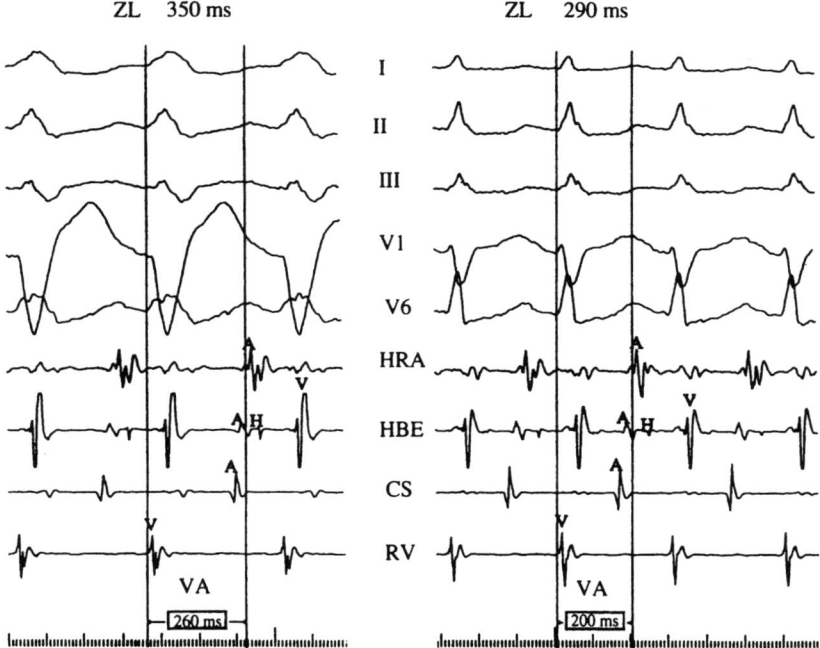

Abb. 72. Linksseitig gelegene akzessorische Leitungsbahn bei WPW-Syndrom. *Linke Bildhälfte:* Bei Linksschenkelblock deutlich verlängerte Zykluslänge unter orthodromer AV-Reentrytachykardie (170/min), rechte *Bildhälfte:* Schmale QRS-Komplexe mit Herzfrequenzanstieg (207/min). Mit dem Auftreten eines Linksschenkelblockes verlängert sich bei einem linkslateral gelegenen akzessorischen Bündel die Leitungszeit innerhalb der Kreisbahn mit Zunahme des ventrikuloatrialen Intervalles (*VA*) von 200 auf 260 ms. Die Tachykardiefrequenz nimmt somit ab. Ansonsten unveränderte Aktivationssequenz (s. dazu Aktivationssequenz bei antidromer Tachykardie, Abb. 71)

Antidrome Tachykardie bei Mahaim-Bündel

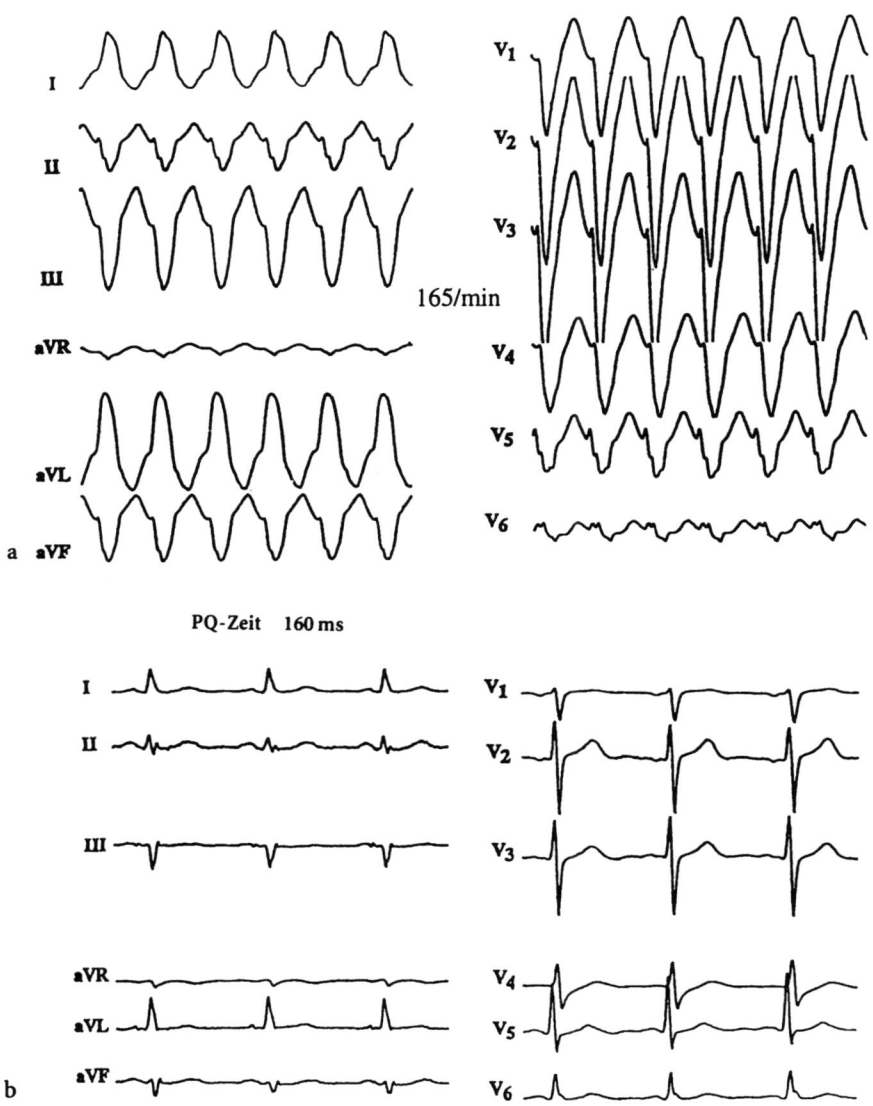

165/min

PQ-Zeit 160 ms

Abb. 73. a Tachykardien bei Vorliegen eines Mahaim-Bündels sind typischerweise links-schenkelblockförmig (s. Abb. 74) durch anterograde Leitung über eine rechtsseitige atrio-faszikuläre Bahn und retrograde Leitung über den AV-Knoten (antidrome Tachykardie). **b** Im Ruhe-EKG keine erkennbare Deltawelle, normale PQ-Zeit. Zur Differentialdiagnose linksschenkelblockförmiger Tachykardien, s. Übersicht S. 92.

Mahaim-Bündel

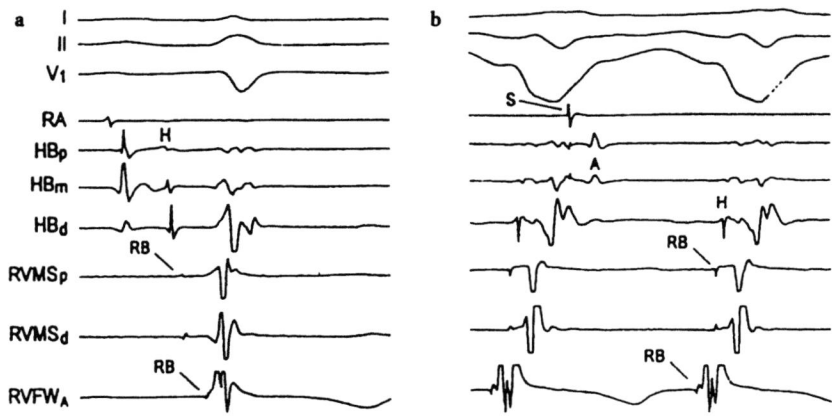

Abb. 74. Mod. nach McClelland 1994. **a** Sinusrhythmus, **b** atriale Stimulation (S). Unter Sinusrhythmus normale Aktivationssequenz mit His-Aktivierung (*H*) *vor* dem rechten Bündel (RB). Unter atrialer Stimulation (identisch zur antidromen Tachykardie) Aktivierung des His-Bündels retrograd *nach* dem RB. Im Gegensatz zu früheren Vorstellungen handelt es sich beim Mahaim-Bündel um ein atriofaszikuläres Bündel mit dekrementalen Leitungseigenschaften (ähnlich AV-Knoten). Die proximale Insertion liegt am lateralen bis postero-oder anterolateralen Trikuspidalklappenring und mündet distal in das RB. Unter atrialer Stimulation mit Anhebung der Grundfrequenz kommt es, ebenso wie unter der typischerweise antidromen Tachykardie, zum Auftreten eines Linksschenkelblockes mit vorzeitiger Aktivierung des RB. RA rechter Vorhof; Hbp, Hbm, Hbd His-Bündelableitung proximal, medial und distal; RVMS rechter Ventrikel, mittseptal; RVFW$_A$ „right ventricular free wall, anterior"

Differentialdiagnose linksschenkelblockförmiger Tachykardien

- Linksschenkelblock (vorbestehend oder durch Aberranz) bei allen supraventrikulären Tachykardien (Abb. 63, 72 und 100);
- antidrome Tachykardie bei WPW-Syndrom bei rechtsseitiger akzessorischer Bahn (Abb. 71)[1], antidrome Tachykardie bei Mahaim-Bündel (Abb. 73 und 74);
- linksschenkelblockförmige ventrikuläre Tachykardie (z. B. nach Myokardinfarkt);
- Bundle-branch-reentry-VT (s. Abb. 122–126);
- VT bei rechtsventrikulärer Dysplasie (Abb. 127);
- idiopathische rechtsventrikuläre Ausflußtrakttachykardie (inferiore Achse), (Abb. 128–131).

AV-Knotentachykardien

AV-Knotentachykardien sind elektrokardiographisch gekennzeichnet durch regelmäßige Tachykardien mit schlanken QRS-Komplexen. P-Wellen sind nicht oder unmittelbar am Ende des QRS-Komplexes erkennbar (Abb. 75). Grundlage dieser Tachykardien ist ein Reentrymechanismus mit kreisenden intra- oder peridonalen Erregungen. Voraussetzung zur Entstehung dieser Rhythmusstörungen sind duale Leitungseigenschaften des AV-Knotens. Man unterscheidet einen schnellen AV-Leitungsweg, der anteroseptal in das His-Bündel mündet, und einen langsamen AV-Leitungsweg, der posteroseptal lokalisiert ist (s. dazu Katheterlage zur Modifikation des schnellen bzw. langsamen AV-Leitungsweges mittels Katheterablation, Abb. 88b und Abb. 84). Eine typische Auslösesituation besteht, wenn durch einen vorzeitigen Vorhofstimulus ein Block des schnellen AV-Leitungsweges auftritt, erkennbar an einer sprunghaften Verlängerung der AH-Zeit („jump," Abb. 79 und 80). Dieser unidirektionale Block und die verzögerte Erregungsleitung über die langsame AV-Leitungsbahn erlauben eine retrograde Leitung des Impulses über den schnellen AV-Leitungsweg. Da der sog. schnelle AV-Leitungsweg eine längere Refraktärzeit aufweist als der langsame Leitungsschenkel kommt es bei Vorhofextrasystolen typischerweise zu einem Block des schnellen Leitungsweges. Weit seltener ist die sog. ungewöhnliche Form der AV-nodalen Tachykardien mit anterograder Leitung über den schnell leitenden und retrograder Leitung über den langsam leitenden Weg (Abb. 26 und 93). Im Vergleich zu AV-Reentrytachykardien bei WPW-Syndrom ist das VA-Intervall kürzer (< 100 ms, gemessen vom Beginn des QRS-Komplexes zum hohen rechten Vorhof, Abb. 76). AV-Knotentachykardien sind im elektrophysiologischen Labor schwieriger zu induzieren. Dies hängt u. a. mit Einflüssen des autonomen Nervensystems auf Refraktär- und

---

[1] Eine akzessorische Bahn kann in sehr seltenen Fällen sog. „bystander"-Funktion haben, d. h. das Kent-Bündel ist nicht ursächlich einer Tachykardie zugrundeliegend, sondern wird nur passiv miterregt (z. B. bei einer AV-Knotentachykardie und zusätzlichem Vorliegen einer akzessorischen Bahn).

Leitungszeiten des AV-Knotens zusammen. Durch Gabe von Katecholaminen, z. B. Orciprenalin, gelingt es in der Regel dennoch, diese Rhythmusstörung durch atriale (und seltener durch ventrikuläre) Stimulation zu erzeugen.

Eine therapeutische Interventionsmöglichkeit ergibt sich durch Modifikation des schnellen oder langsamen AV-Leitungsweges mittels Katheterablation. Während die sog. Fast-pathway-Ablation ein relativ hohes Risiko einer Induktion eines AV-Blockes III. Grades aufweist (5–10 %), ist das heute bevorzugte Verfahren die Leitungsunterbrechung des "slow pathway", das in erfahrenen Zentren mit einem sehr niedrigen Risiko einer AV-Blockierung (1–3 %) verbunden ist (s. Richtlinien zur Katheterablation bei tachykarden Rhythmusstörungen S. 60).

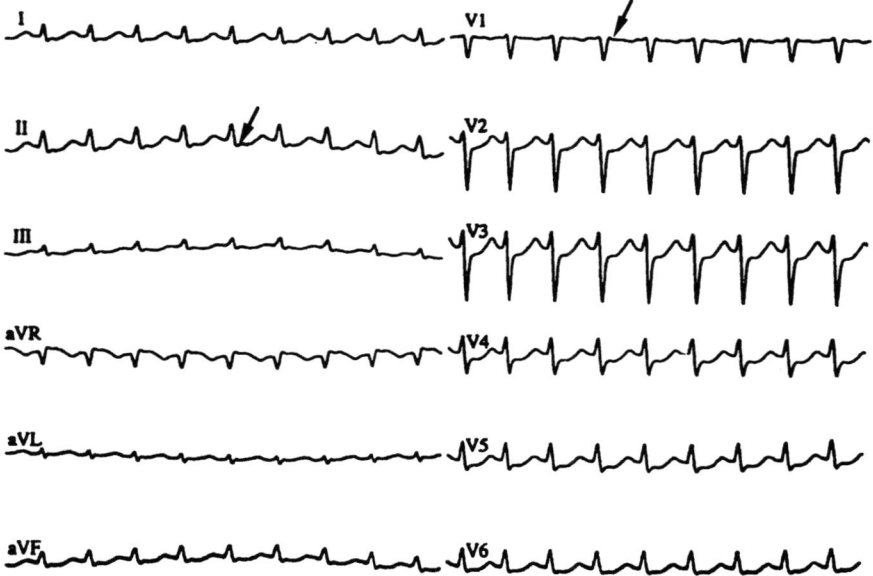

Abb. 75. Typisches elektrokardiographisches Bild einer AV-Knotentachykardie (HF 220/min): schlanke Kammerkomplexe, regelmäßiger Grundrhythmus. Eine P-Welle ist unmittelbar am Ende des QRS-Komplexes (*Pfeile* in II und V1) erkennbar. Bei orthodromer AV-Reentrytachykardie bei WPW-Syndrom erfolgt die retrograde Vorhofaktivierung später (Abb. 53a)

AV-Knotentachykardie

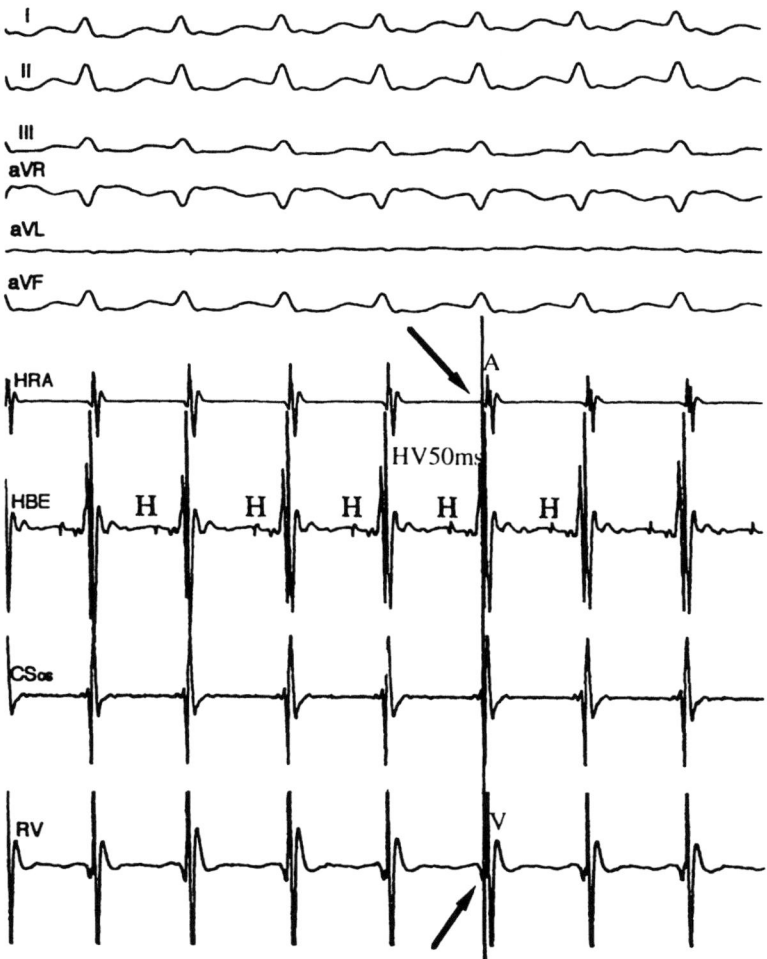

Abb. 76. Endokardiale Ableitungen zu Abb. 75 während Tachykardie. Gut abgrenzbares His-Potential (*H*) vor jeder Kammerakation. Im Vergleich zur orthodromen AV-Reentrytachykardie bei WPW (Abb. 68) fällt auf, daß das Ventrikelsignal (*V*) des rechten Ventrikels (*RV*) und das atriale Signal (*A*) aus dem hohen rechten Vorhof (*HRA*) sehr kurz aufeinanderfolgen (*durchgezogene Linie, Pfeile*). Die kreisenden Erregungen im AV-Knoten führen zu einer fast simultanen Vorhof- und Ventrikelaktivierung, so daß im Oberflächen-EKG P-Wellen bei AV-Knotentachykardien häufig nicht oder unmittelbar am Ende des QRS-Komplexes auszumachen sind. *CSos*, Ableitung vom Os des Koronarsinus

AV-Knotentachykardie

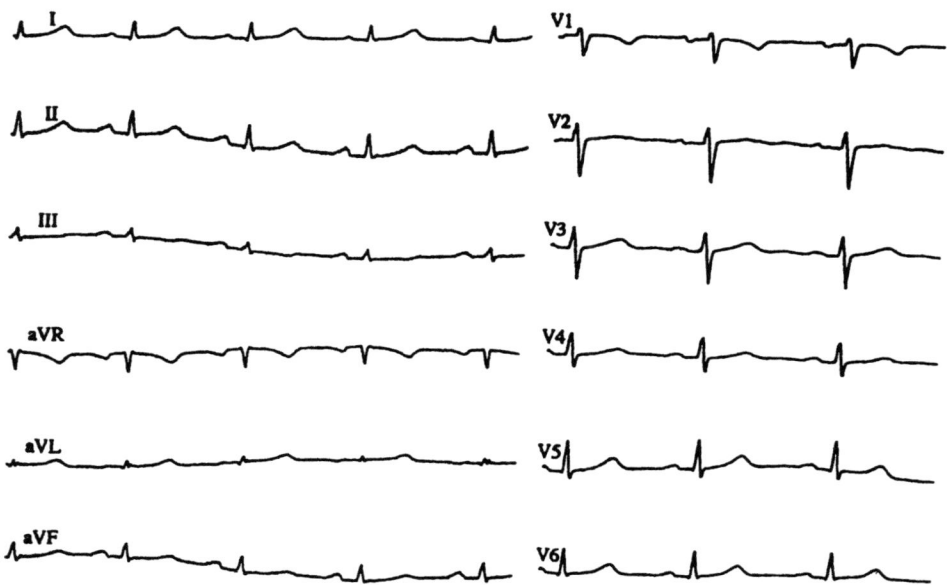

Abb. 77. (Fortlaufende Registrierung). EKG im Sinusrhythmus des Patienten. Keine Hinweise für Präexzitation, PQ-Zeit 140 ms. Im Vergleich zu Abb. 75 kein erkennbares r' in V1 (relativ typisch für AV-Knotentachykardie)

AV-Knotentachykardie

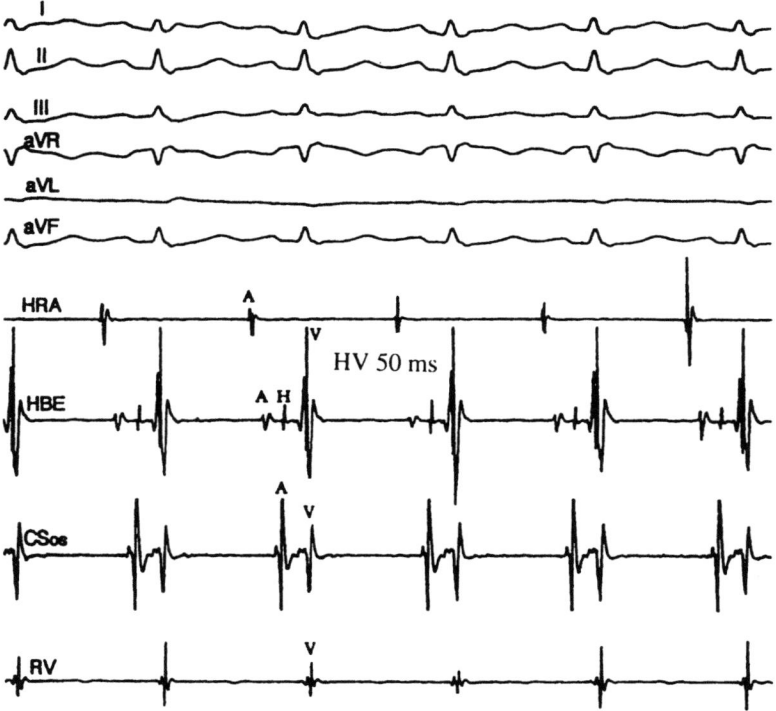

Abb. 78. (Fortlaufende Registrierung). Endokardiale Ableitung während Sinusrhythmus. Physiologische Aktivationsfolge. Die HV-Zeit von 50 ms entspricht dem HV-Intervall unter der AV-Knotentachykardie (s. Abb. 76)

AV-Knotentachykardie

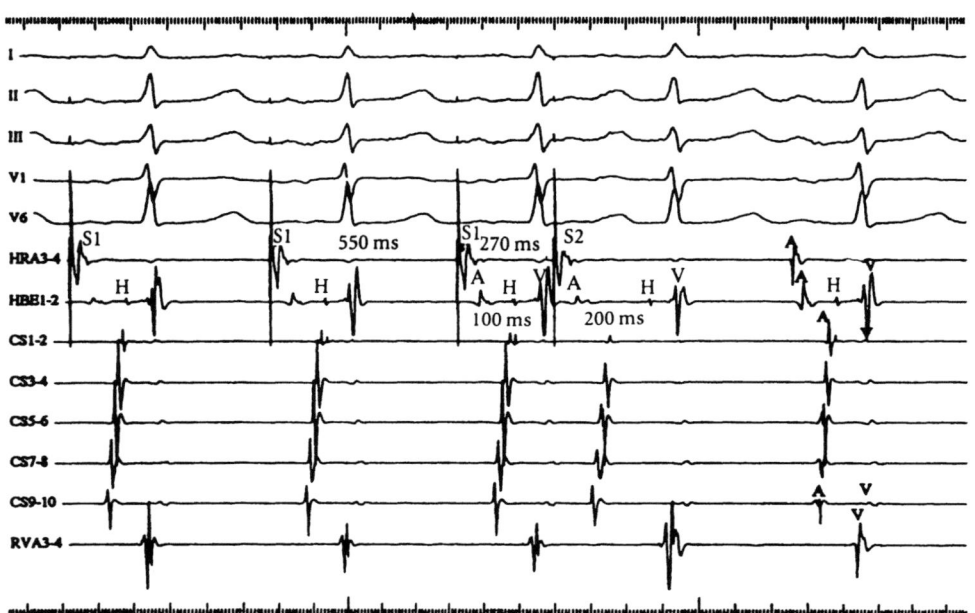

Abb. 79. Atriale Stimulation (S1-S1 550 ms) bei einem Patienten mit AV-Knotentachykardien. Ableitung aus hohem rechten Vorhof (*HRA 3-4*), His-Bündelelektrogramm (*HBE
1-2*), Koronarsinusableitungen (*CS 1-2* distal, *CS 9-10* proximal) und vom rechtsventrikulären Apex (*RVA 3-4*). Bei Basisstimulation (S1 S1 550 ms) AH-Zeit von 100 ms, bei einem
vorzeitigen atrialen Impuls von 270 ms (*S2*) Verlängerung der AH-Zeit auf 200 ms

AV-Knotentachykardie

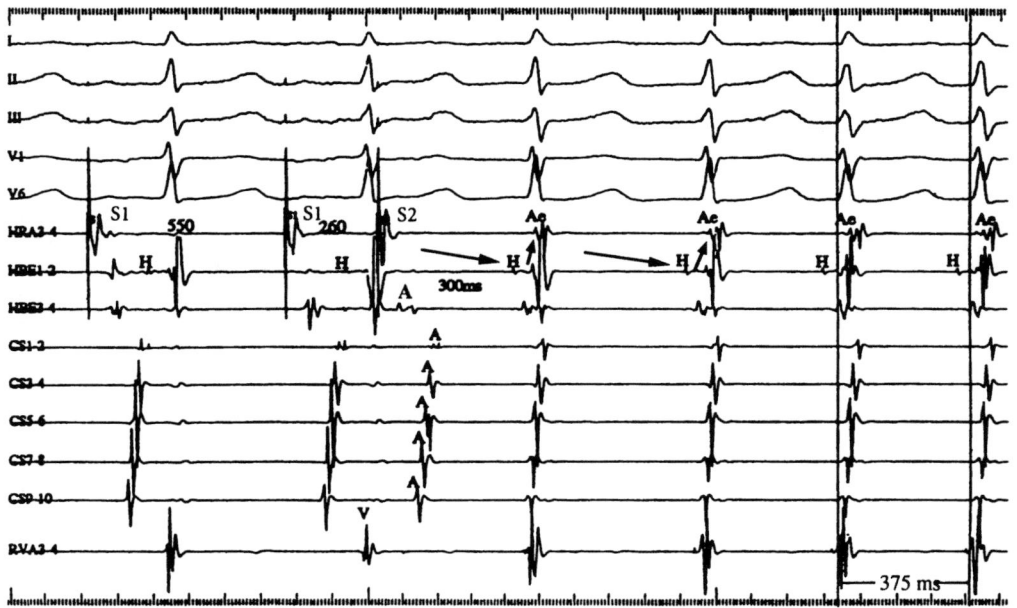

Abb. 80. Identischer Patient wie in Abb. 79. Bei weiterer Verkürzung des atrialen Stimulus (*S2*) um 10 ms auf 260 ms findet man eine sprunghafte Verlängerung der AH-Zeit auf 300 ms („jump") und Überleitung des Impulses über den langsamen AV-Leitungsweg auf Ventrikelebene. Gleichzeitig erfolgt eine retrograde Vorhoferregung (*Ae* atrialer Echoschlag) über den schnellen AV-Leitungsweg (*Pfeile*). Durch Perpetuierung der kreisenden Erregung im AV-Knoten kommt es zur Entstehung einer AV-Knotentachykardie mit einer Zykluslänge von 375 ms

AV-Knotentachykardie

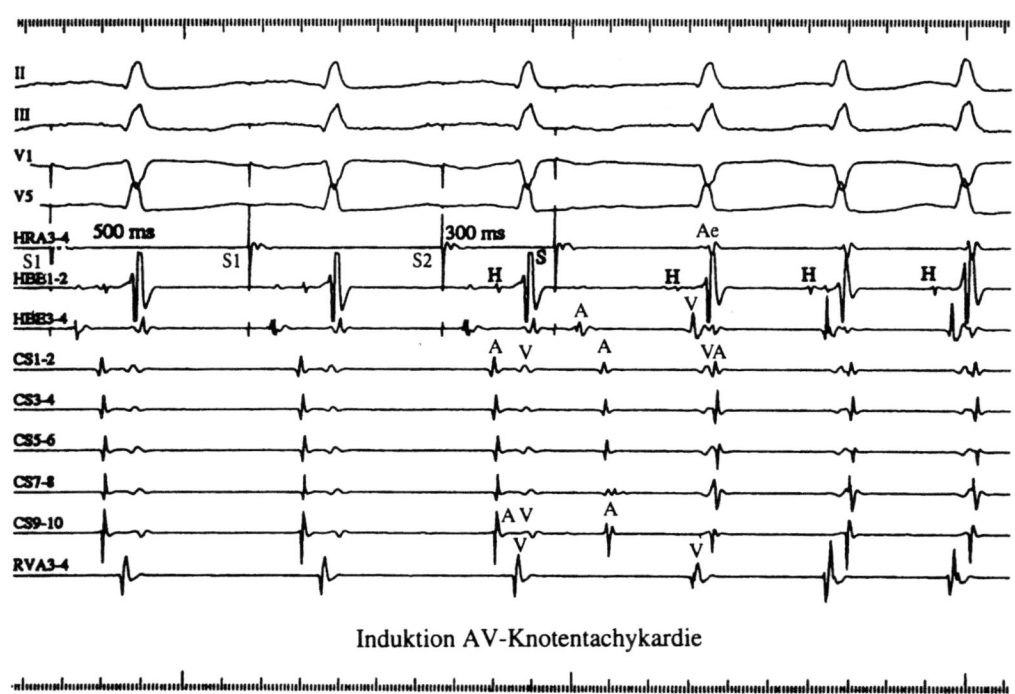

Induktion AV-Knotentachykardie

Abb. 81. Analog zu Abb. 80. Induktion einer AV-Knotentachykardie (S1–S2 500 ms, S2 300 ms). Typisch für die gewöhnliche Form der AV-Knotentachykardie („typical AV-nodal tachycardia") ist die lange AH-Zeit und kurze HAe-Zeit

AV-Knotentachykardie

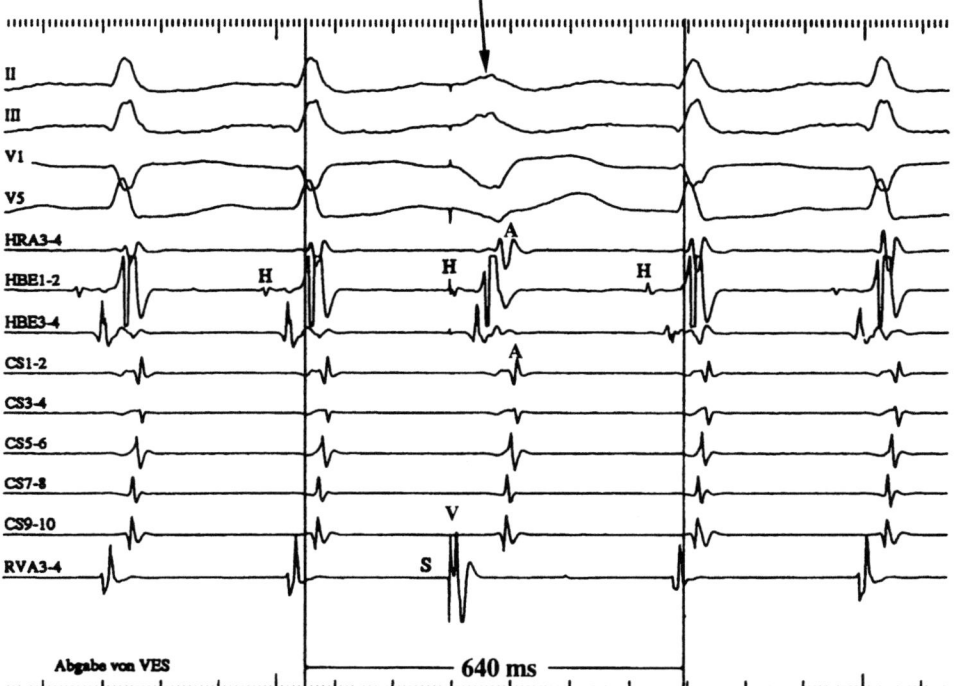

Abb. 82. Identischer Patient wie in Abb. 81. Differentialdiagnostisch ist eine AV-Knotentachykardie von einer orthodromen AV-Reentrytachykardie bei WPW-Syndrom abzugrenzen. Bei Vorliegen einer anteroseptalen akzessorischen Bahn ist die Aktivierungsfolge während Tachykardie ähnlich (s. Abb. 62). Durch Abgabe einer ventrikulären Extrasystole (S) zum Zeitpunkt H (d.h. während das His-Bündel depolarisiert und damit refraktär gegenüber anderen elektrischen Impulsen ist) können beide Rhythmusstörungen unterschieden werden: Bei Vorliegen einer zweiten (akzessorischen) Bahn führt ein ventrikulärer Stimulus zur einer vorzeitigen atrialen Depolarisation, das atriale Signal wird somit vorgerückt ("resetting"). Bei einer AV-Knotentachykardie wird, wie in diesem Fall, zwar der Ventrikel vorzeitig depolarisiert (*Pfeil*), die atriale Aktivationsfolge bleibt jedoch unverändert

AV-Knotentachykardie
Potential des langsamen AV-Leitungsweges

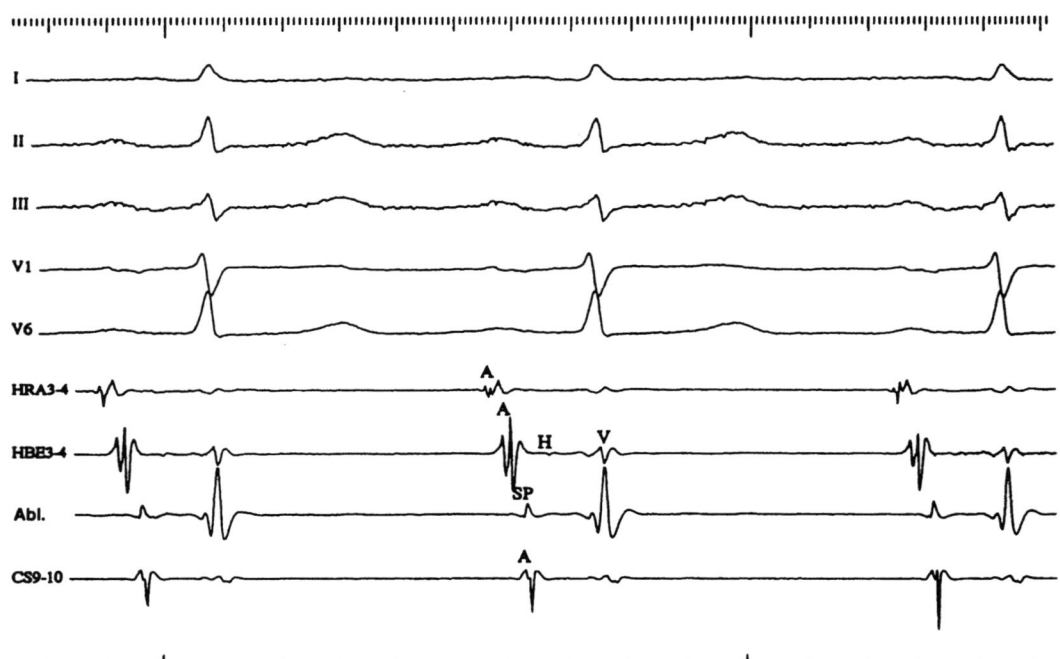

Abb. 83. Zur Ablation des langsamen AV-Leitungsweges („slow pathway") mittels Radio-frequenzstrom wird ein Ablationskatheter (*Abl*) in das Koch-Dreieck (begrenzt durch septales Trikuspidalsegal, Os des Koronarsinus und der Sehne von Todaro) positioniert (Katheterlage Abb. 84). Typischerweise findet sich in dieser Region ein scharf begrenztes atriales Signal, das deutlich später als das atriale Signal (*A*) im His-Bündelelektrogramm (*HBE*), jedoch früher als das His-Potential (*H*) auftritt. Dieses Signal ist höchstwahrschein-lich Ausdruck der (relativ späten) Erregung des langsamen AV-Leitungsweges (*SP* „slow pathway"). In der Regel wird ein relativ großes Ventrikelsignal (*V*) bei der Registrierung eines SP-Potentials abgeleitet. *HRA* hoher rechter Vorhof, *CS 9-10* proximaler Koronarsi-nus

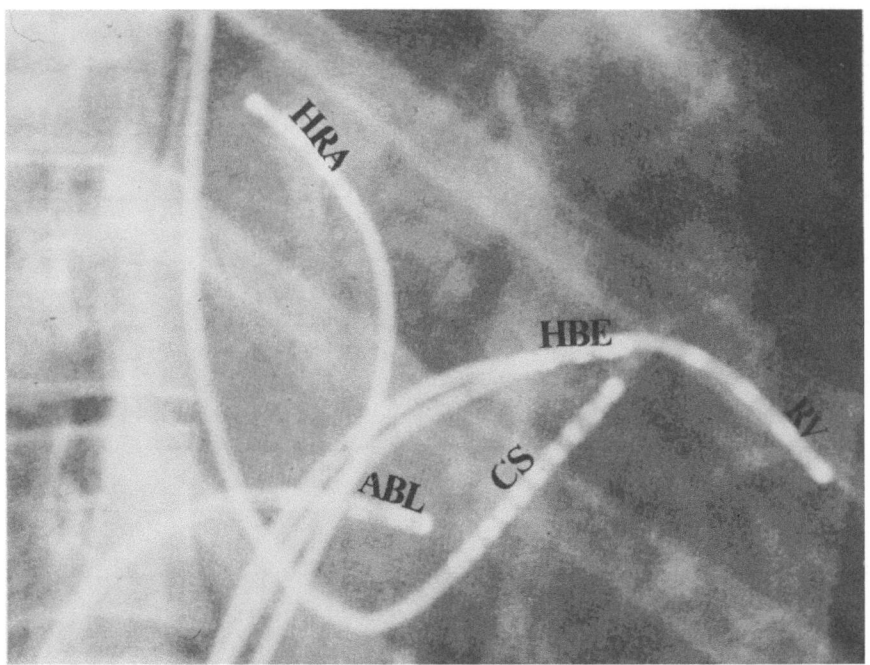

Abb. 84. Katheterlage zur Ablation des langsmen AV-Leitungsweges (RAO-Projektion). Der Ablationskatheter (*ABL*) liegt in der Nähe des Os des Koronarsinus zwischen His-Bündelkatheter (*HBE*) und einer 10 poligen Sonde im Koronarsinus (*CS*), *RV* rechter Ventrikel, *HRA* hoher rechter Vorhof. Die Lage des Ablationskatheters kann beim Mapping zur Aufzeichnung eines langsamen AV-Leitungspotentiales variieren und sich im Einzelfall in RAO-Projektion auch unter den Koronarsinuskatheter projizieren. Einzelne Zentren bevorzugen auch ein rein anatomisches Vorgehen zur AV-Modulation mit Positionierung des Ablationskatheters im unteren Drittel des von HBE und CS-Katheters umrandeten Feldes ohne Aufzeichnung von SP-Potentialen

AV-Knotentachykardie
Radiofrequenzmodulation des AV-Knotens (langsamer AV-Leitungsweg)

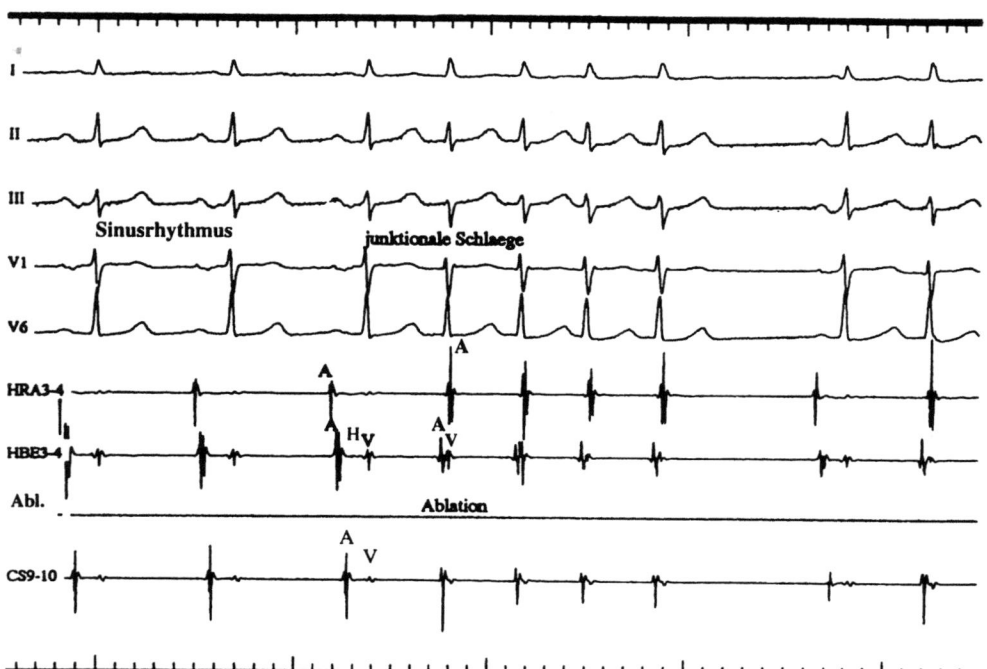

Abb. 85. (Identischer Patient wie in Abb. 83 und 84). Bei Abgabe von Radiofrequenzstrom in der Nähe von AV-Leitungsstrukturen treten charakteristischerweise sog. junktionale Schläge auf (möglicherweise Induktion von erhöhter Automatie junktionaler Zellen unter Ablation). Während dieser Phasen geht das atriale Signal (*A*) im His-Bündelkatheter (*HBE*) dem atrialen Elektrogramm im hohen rechten Vorhof (*HRA*) voraus. Junktionale Ektopien treten sowohl bei Ablation des langsamen wie auch des schnellen AV-Leitungsweges auf. Aus technischen Gründen keine Aufzeichnung endokardialer Signale über den Ablationskatheter während Radiofrequenzstromabgabe

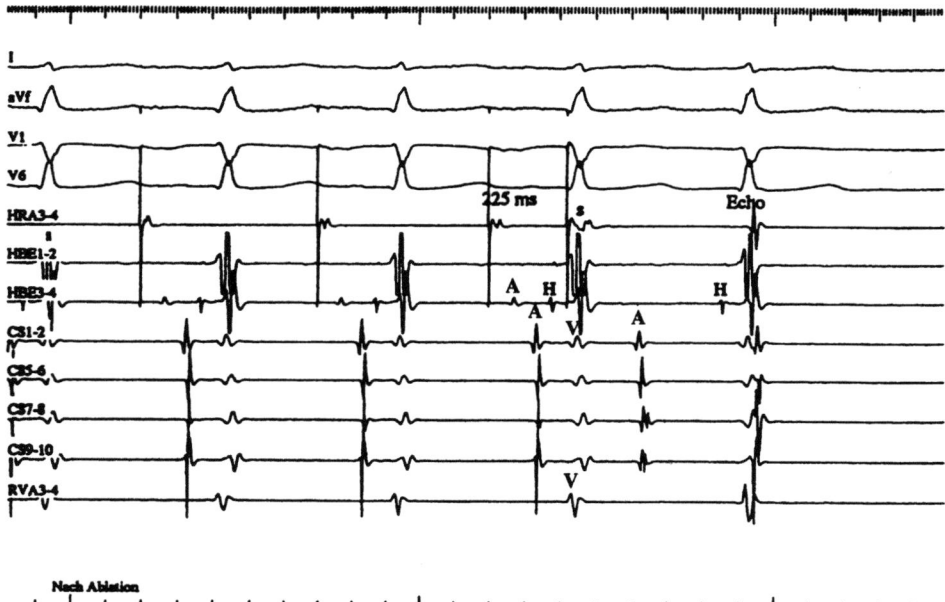

Abb. 86. (Fortlaufende Registrierung). Nach Katheterablation des langsamen AV-Leitungs-weges keine induzierbare AV-nodalen Tachykardien. Nicht selten sind, wie in diesem Beispiel, noch einzelne AV-nodale Echoschläge unter atrialer Stimulation (S) induzierbar. Die AH-Zeit bleibt unverändert im Gegensatz zur Ablation des schnellen AV-Leitungsweges (Abb. 88)

AV-Knotentachykardie
Radiofrequenzmodulation des AV-Knotens (schneller AV-Leitungsweg)

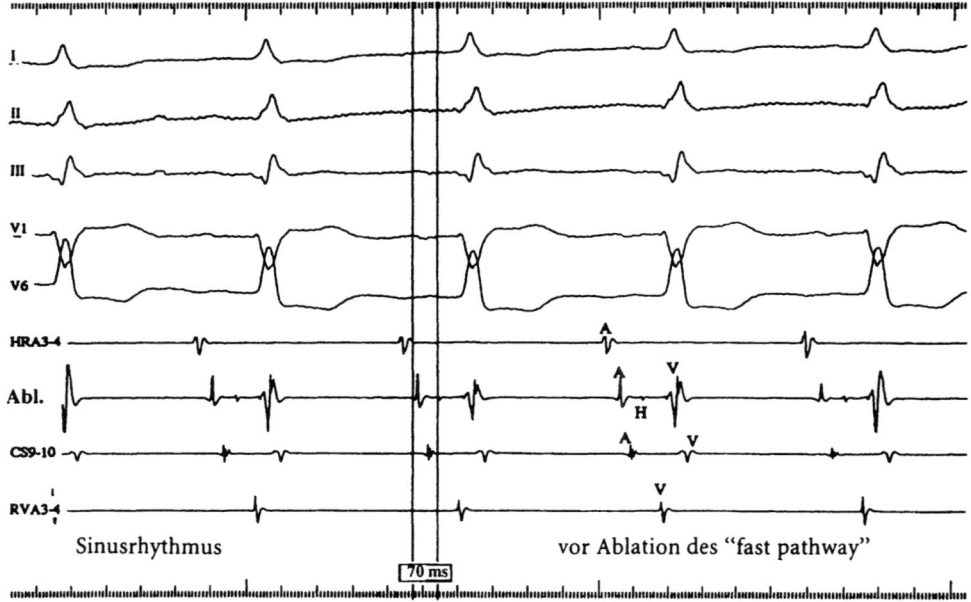

Abb. 87. Zur Ablation des schnellen AV-Leitungsweges („fast pathway") mittels Radiofrequenzstrom wird der Ablationskatheter (*Abl*) in die His-Bündelregion positioniert. Nach Ableitung eines His-Potentials (*H*) wird der Ablationskatheter so weit zurückgezogen, bis nur noch ein kleines His-Signal registriert wird (Katheterlage Abb. 88b). *HRA* Ableitung aus rechtem Vorhofohr, *CS 9–10* proximale Koronarsinusableitung, *RVA 3–4* Ableitung aus rechtsventrikulärem Apex

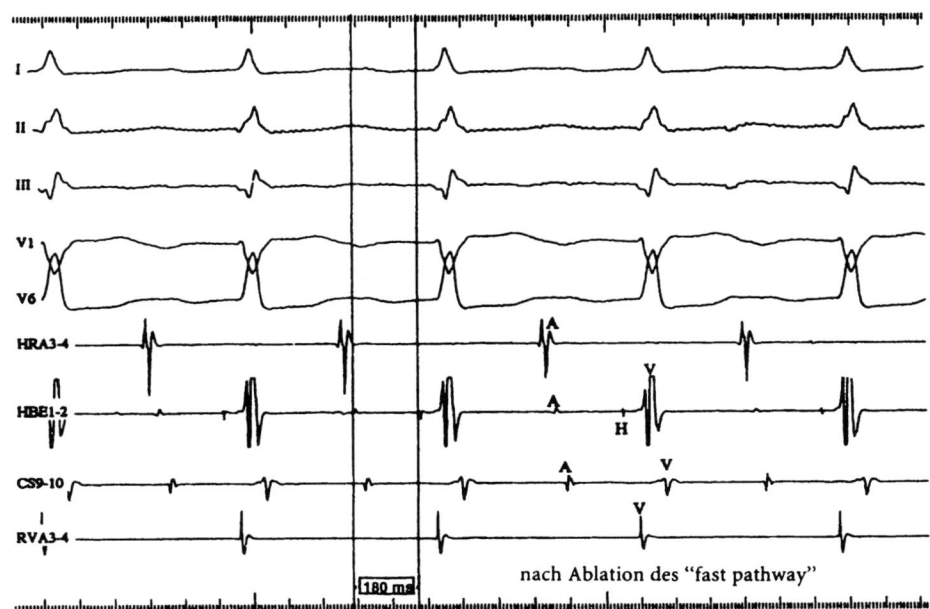

nach Ablation des "fast pathway"

a

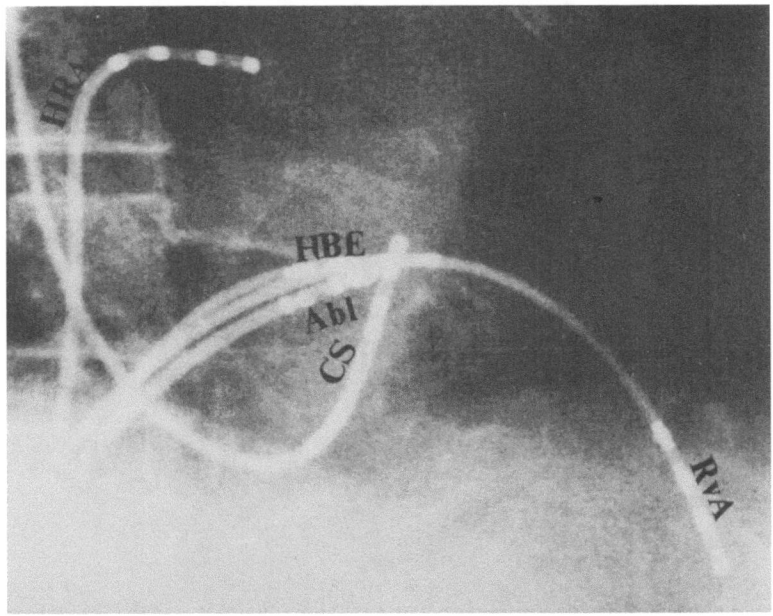

b

Abb. 88. a Induktion eines AV-Blockes I. Grades nach Radiofrequenzablation des schnellen Leitungsweges des AV-Knotens (im Vergleich zu Abb. 87 Anstieg der AH-Zeit von 70 auf 180 ms). b Katheterlage. Der Ablationskatheter (*Abl*) liegt retrograd eines Katheters (*HBE*), von dem ein maximal großes His-Potential abgeleitet werden konnte. *CS* Koronarsinus, *RVA* rechtsventrikulärer Apex, *HRA* hoher rechter Vorhof

AV-Knotentachykardie
Aberrante Überleitung mit Rechtsschenkelblock

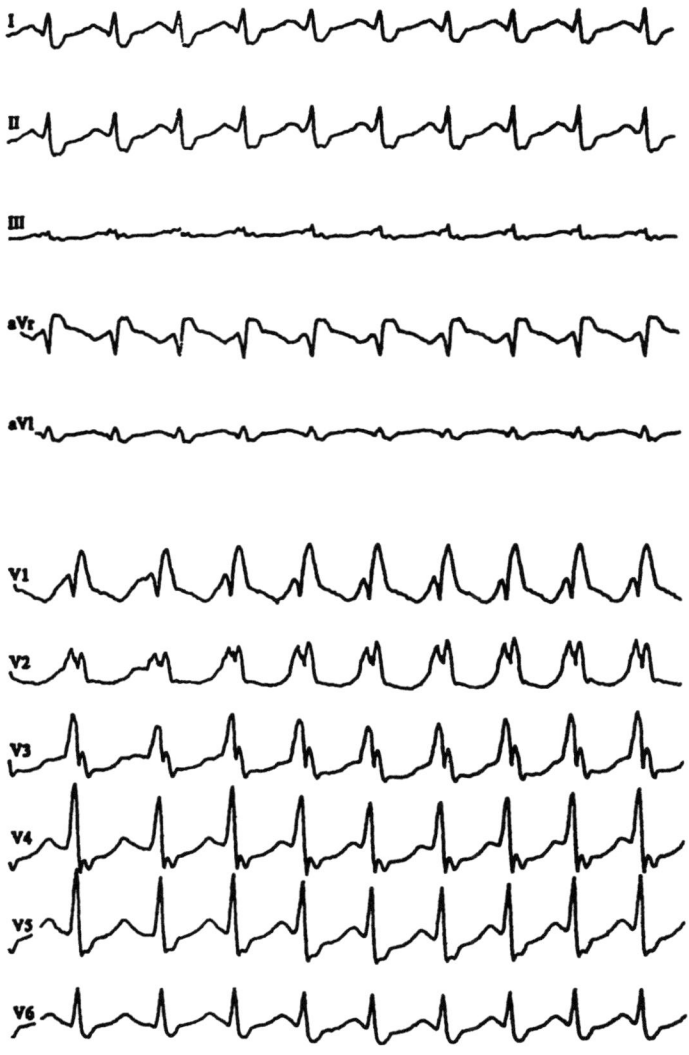

Abb. 89. Funktioneller Rechtsschenkelblock (Aberranz) bei AV-nodaler Tachykardie, HF 210/min. Gegen eine ventrikuläre Tachykardie spricht die Morphologie des QRS-Komplexes in V1 (mit typischen Rechtsschenkelblockbild), die R/S-Relation in V6 (mit relativ kleiner S-Zacke) und die normale Achse in der Frontalebene (s. auch Tabelle 2, S. 125). Endokardiale Ableitungen s. Abb. 90

AV-Knotentachykardie
Aberrante Überleitung mit Rechtsschenkelblock

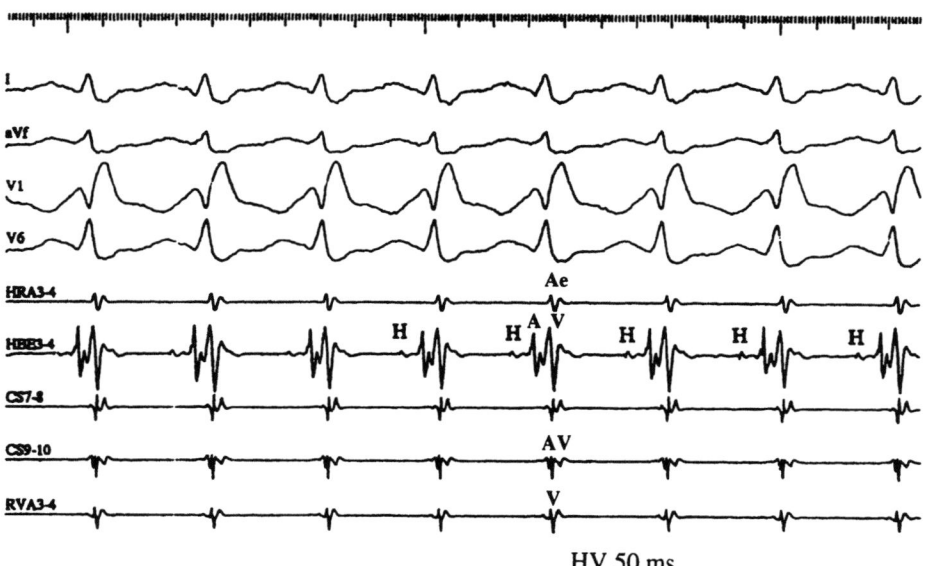

HV 50 ms

Abb. 90. Identischer Patient wie in Abb. 89. Bei der Differentialdiagnose von regelmäßigen Tachykardien mit breiten Kammerkomplexen ist die His-Bündelelektrokardiographie sehr hilfreich. In diesem Fall geht dem QRS-Komplex ein His-Potential (*H*) mit normalen HV-Intervall voraus, es liegt eine für eine AV-Knotentachykardie typische Aktivationsfolge vor mit langem AH- und kurzem HA-Intervall. Die Tachykardie konnte durch vorzeitige atriale Stimulation bei Vorliegen dualer AV-nodalen Leitungseigenschaften induziert werden (nicht gezeigt). Bei einer ventrikulären Tachykardie mit retrograder VA-Leitung wäre entweder kein His-Potential oder eine retrograde His-Aktivierung zu erwarten

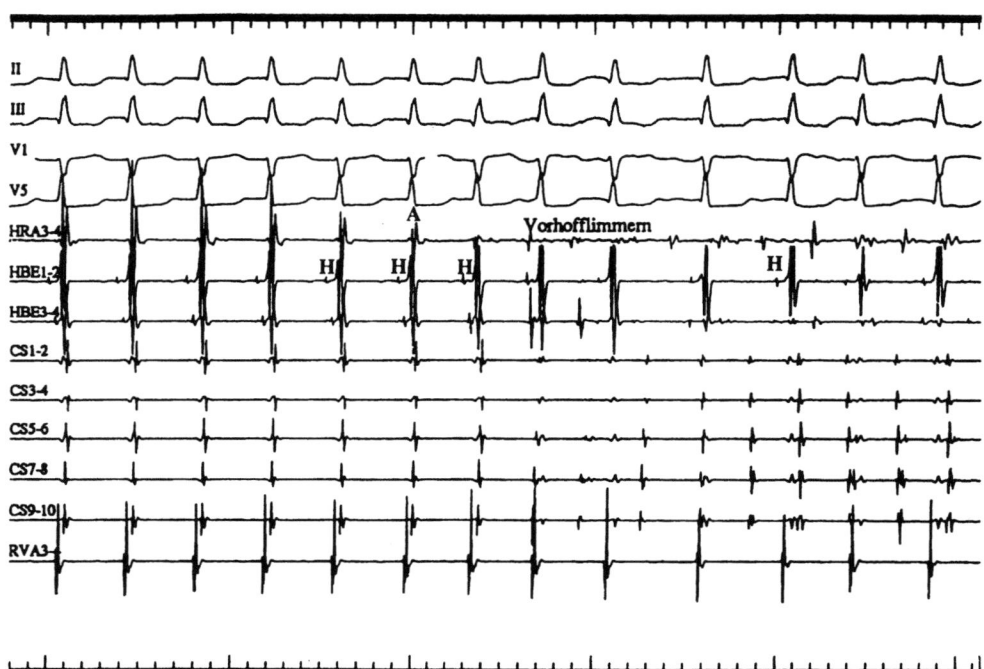

Abb. 91. Spontaner Übergang einer AV-Knotentachykardie (links) mit regelmäßigen, schlanken QRS-Komplexen in Vorhofflimmern (rechts) mit unregelmäßiger AV-Überleitung. Die Degeneration in Vorhofflimmern von orthodromen AV-Reentrytachykardien kann auch beim WPW-Syndrom auftreten

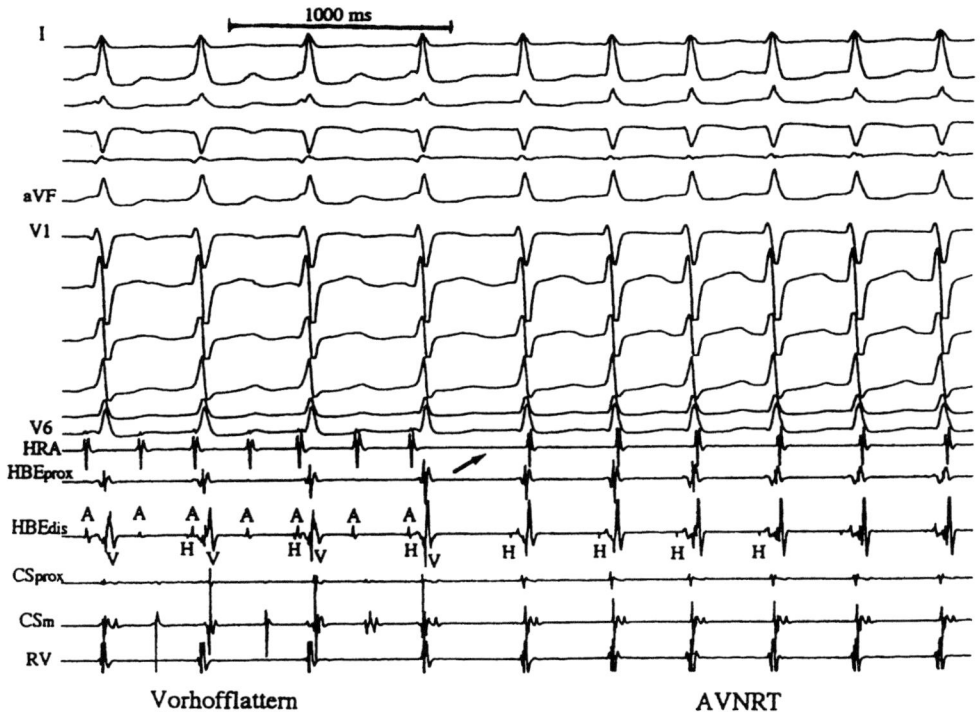

Abb. 92. Hier liegt der umgekehrte Fall wie in Abb. 91 mit spontanem Übergang (*Pfeil*) von Vorhofflattern (*links*) in eine AV-nodale Reentrytachykardie (*AVNRT*, rechts) vor

AV-Knotentachykardie
Ungewöhnliche Form

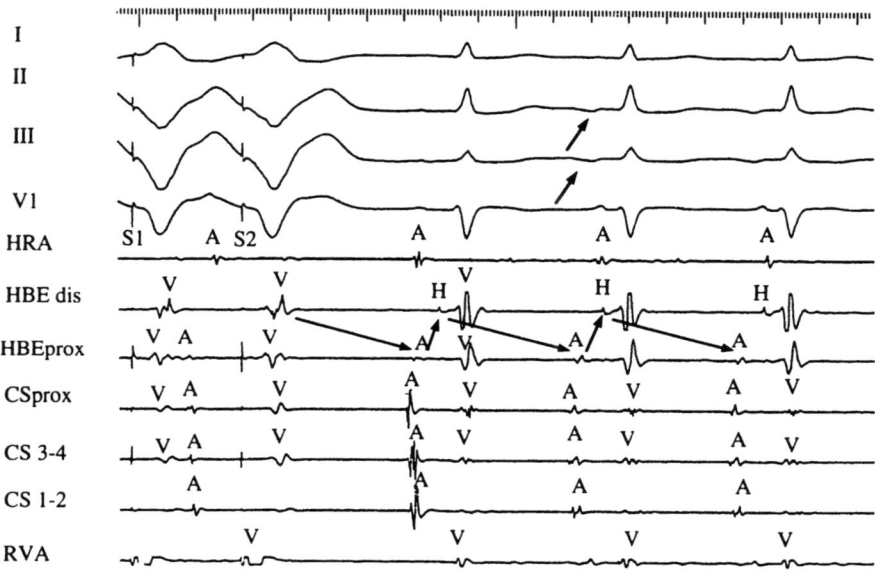

Abb. 93. Induktion einer ungewöhnlichen Form der AV-Knotentachykardie durch ventrikuläre Stimulation. Der vorzeitige ventrikuläre Stimulus (*S2*) wird retrograd über den langsamen VA-Leitungsweg zum Vorhof (lange HA-Zeit) und anterograd über den schnellen AV-Leitungsweg (kurze AH-Zeit) geleitet. Analog zu Abb. 26 lag bei dieser Patientin ein doppelter VA-Leitungsweg vor. Die Rhythmustörung wurde durch ventrikuläre Einzelstimulation nach einer sprunghaften Verlängerung der ventrikuloatrialen Leitungszeit ausgelöst. Diese Form der AV-Knotentachykardie ist sehr selten, typisch ist ein anterogrades P mit inferiorer Achse (*Pfeile in Ableitung II und III*). Die früheste retrograde atriale Erregung ist um das Os des Koronarsinus (*CS prox*) zu finden (Region des langsamen AV-Leitungsweges). Differentialdiagnostisch sind eine atriale Tachykardie (Abb. 94) und eine septale akzessorische Bahn mit langsamer retrograder Leitungsbahn abzugrenzen

Vorhoftachykardien (atriale Tachykardien), Vorhofflattern, Vorhofflimmern

Für atriale Tachykardien gibt es zwei mögliche Ursachen:
- ein Fokus abnorm erhöhter Automatie,
- Reentrymechanismen.

Für eine automatische Genese sprechen, daß die Rhythmusstörung durch programmierte atriale Stimulation nicht induziert oder terminiert werden kann, die Induktion durch Gabe von Katecholaminen (z. B. Isoproterenol) und das sog. „warming up" mit einem typischen Frequenzanstieg nach Einsetzen der Tachykardie. Hingegen können atriale Tachykardien vom Reentrytyp, die auf kreisenden Erregungen auf Vorhofebene beruhen, mittels atrialer Stimulation im elektrophysiologischen Labor reproduzierbar ausgelöst werden. Prädilektionsstelle des Erregungsursprunges atrialer Tachykardien sind das Ostium des Koronarsinus (Abb. 94) und die Mündungsstellen der Pulmonalvenen (Abb. 96). Die Vorhoffrequenz liegt im Bereich von 100 bis 250/min mit variabler Überleitung auf Ventrikelebene.

Obwohl die Primärergebnisse der Radiofrequenzblation atrialer Tachykardien bei einer Erfolgsrate von 70–90 % liegen, ist mit relativ hohen Rezidivraten (bis zu 30 %) zu rechnen. Dies gilt auch für das Vorhofflattern; eine Zone verlangsamter Erregungsausbreitung findet sich bei der gewöhnlichen Form des Vorhofflatterns („common atrial flutter") im Isthmus zwischen V. cava inferior und dem Os des Koronarsinus, so daß in dieser Region die besten Chancen für eine Leitungsunterbrechung mittels Radiofrequenzstrom bestehen (nicht gezeigt). Zur Ablation von Vorhofflimmern gibt es nur allererste Erfahrungen. Analog zum operativen Verfahren nach Maze wird versucht, durch großflächige Läsionen im rechten (und linken) Vorhof einen Leitungsblock zu erzielen.

Bislang bewährte Verfahren der Katheterablation stellen bei einer medikamentös therapierefraktären schnellen AV-Überleitung einer Tachyarrhythmia absoluta die totale Unterbrechung der AV-Überleitung durch Radiofrequenzblation mit Induktion eines AV-Blockes III. Grades dar (Abb. 100–102). Eine interessante Alternative (zur Vermeidung einer Schrittmacherimplantation) stellt die Modifikation der AV-Überleitung analog zur Radiofrequenzmodulation des langsamen AV-Leitungsweges bei AV-Knotentachykardien dar. Hierdurch kann eine deutliche Verlangsamung der AV-Überleitung bei Vorhofflimmern erzielt werden. Die klinischen Erfahrungen mit diesem Verfahren sind aber bisher begrenzt.

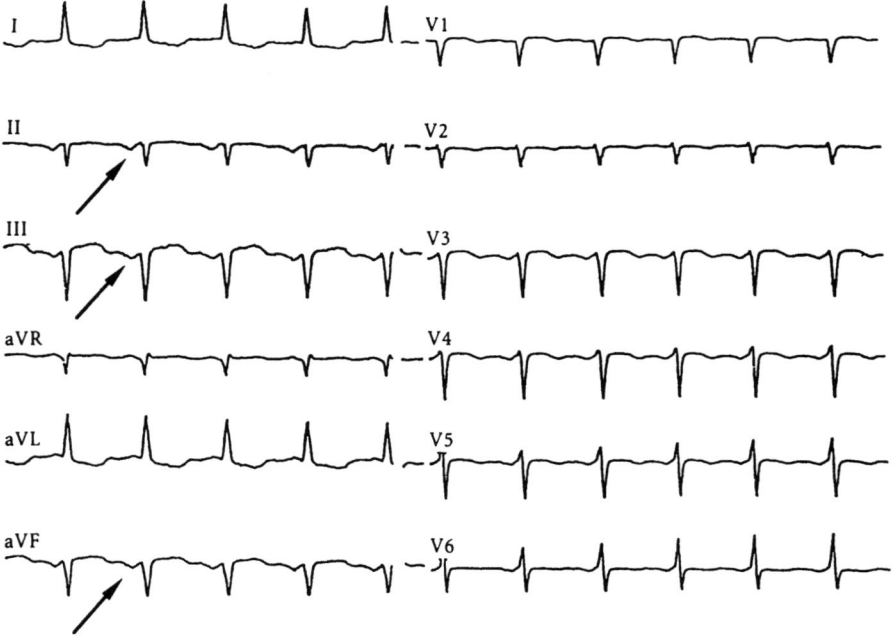

Abb. 94. Atriale Tachykardie (Vorhoftachykardie) mit einer Frequenz von 135/min. Auffällig ist die negative Polarität der P-Welle in Ableitung II, III und aVF (*Pfeile*) sowie eine verkürzte PQ-Zeit von 110 ms. Endokardiale Ableitungen s. Abb. 95

Atriale Tachykardie
Posteroseptaler Erregungsursprung

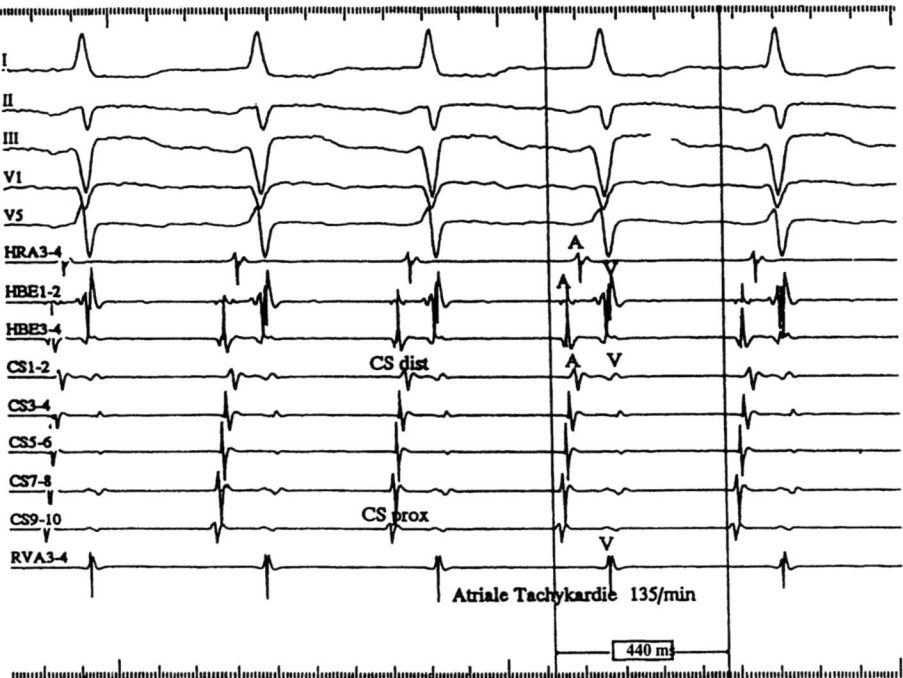

Abb. 95. Korrespondierend zu Abb. 94 endokardiales Mapping zur Lokalisation des Erregungsursprunges. Es findet sich, wie auf Grund der Polarität der P-Wellen zu erwarten, die früheste atriale Aktivität im proximalen Koronarsinus (*CS 9–10, durchgezogene Linie*), gefolgt von Koronarsinusableitungen CS 7–8 bis CS 3–4 und der atrialen Komponente im His-Bündelelektrogramm (*HBE*). Entsprechend einem proximalen Koronarsinusrhythmus werden die distalen Koronarsinussignale (*CS 1–2*) spät erregt, ebenso der hohe rechte Vorhof (*HRA 3–4*)

Atriale Tachykardie

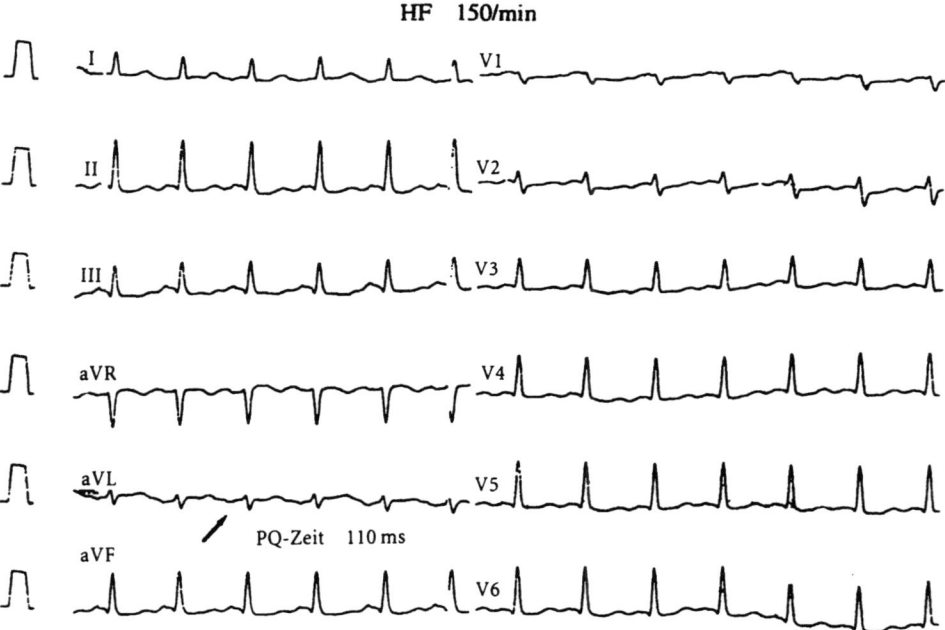

Abb. 96. Atriale Tachykardie mit einer Frequenz von 150/min, negative Polarität der P-Welle in a VL (*Pfeil*), PQ-Zeit verkürzt auf 110 ms. Endokardiale Ableitungen s. Abb. 97

Atriale Tachykardie
Linksatrialer Erregungsursprung

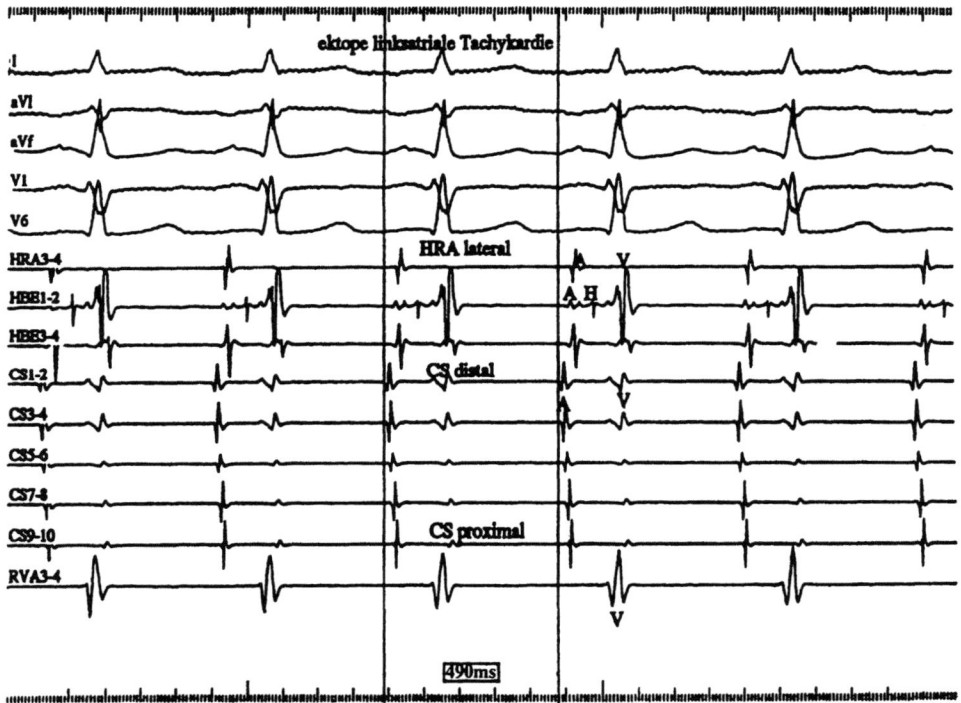

Abb. 97. Identische Patientin wie in Abb. 96. In diesem Fall findet sich die früheste atriale Erregung im distalen Koronarsinus, entsprechend einer linksatrialen Tachykardie

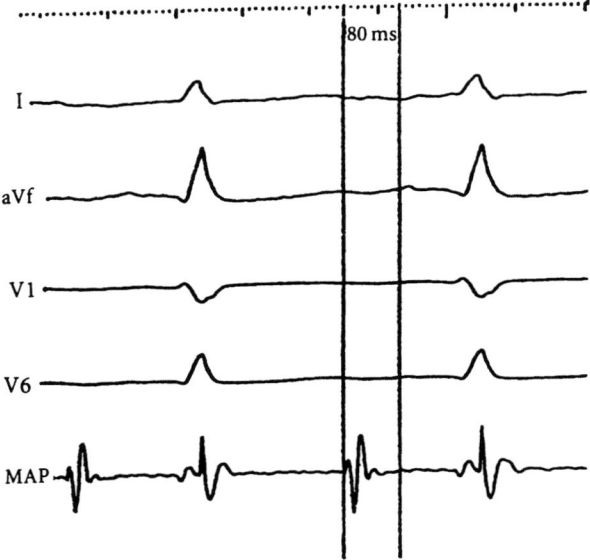

Abb. 98a. (Fortlaufende Registrierung). Zum genauen Mapping des Erregungsursprunges der Tachykardie wurde eine transseptale Punktion durchgeführt und ein Ablationskatheter (Abb. 98b) in den linken Vorhof eingeführt. Die früheste lokale Erregung fand sich im Bereich der lateralen linken Vorhofanteile mit einer Vorzeitgkeit von 80 ms gemessen zum Beginn der P-Welle im Oberflächen-EKG (*durchgezogene Linie*)

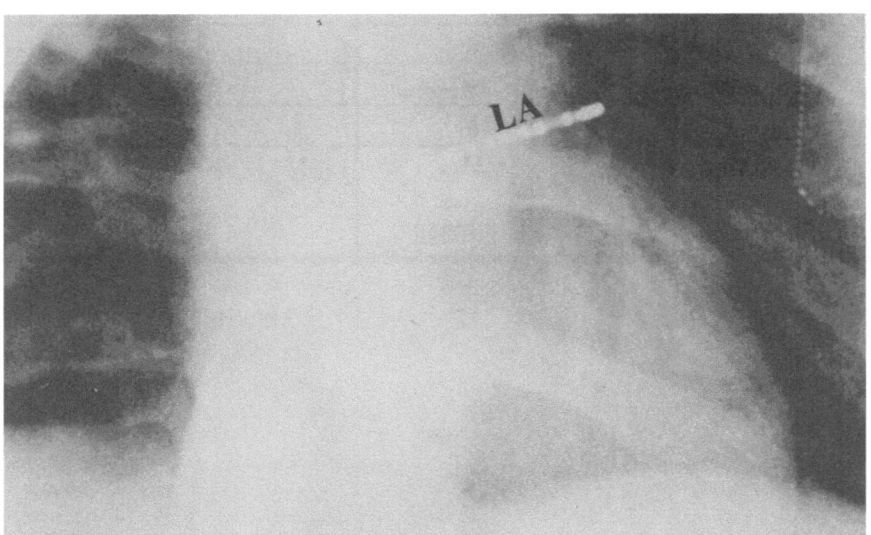

Abb. 98b. Transseptale Führung des Ablationskatheters in den linken Vorhof (LA) (s. Abb. 98a)

Atriale Tachykardie
Sinusrhythmus nach Radiofrequenzablation

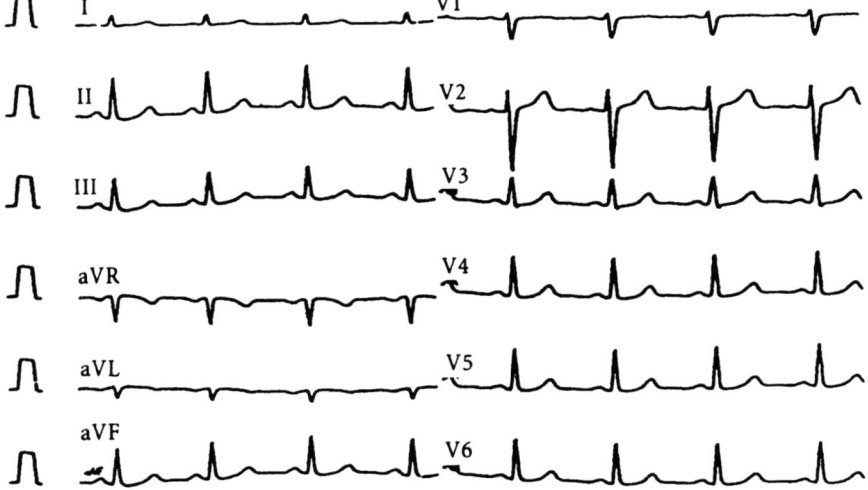

Abb. 99. (Fortlaufende Registrierung). Nach Radiofrequenzablation Sinusrhythmus mit normaler Polarität der Welle (s. Abb. 96)

Tachyarrhythmia absoluta, Linksschenkelblock

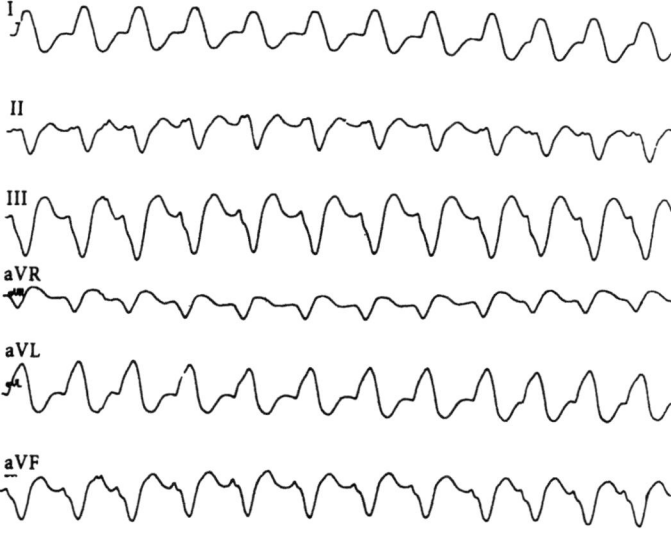

HF ca. 160/min

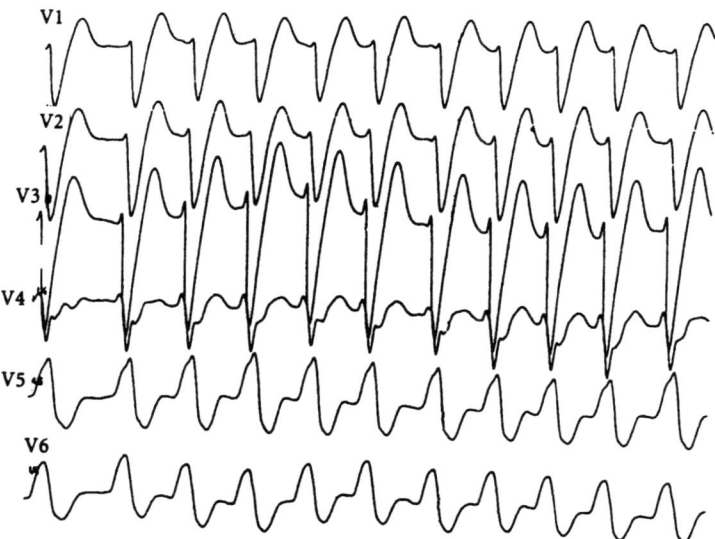

Abb. 100. 81jähriger Patient mit schwerer koronarer Dreigefäßerkrankung und deutlich eingeschränkter linkssventrikulärer Funktion. Linksschenkelblock. Auch nach Digitalisierung rezidivierende kardiale Dekompensation durch tachyarrhythmische Phasen bei Vorhofflimmern. Intermittierend relativ regelmäßige AV-Überleitung (s. Extremitätenableitungen) durch Pseudoregularisierung. Endokardiale Ableitung s. Abb. 101

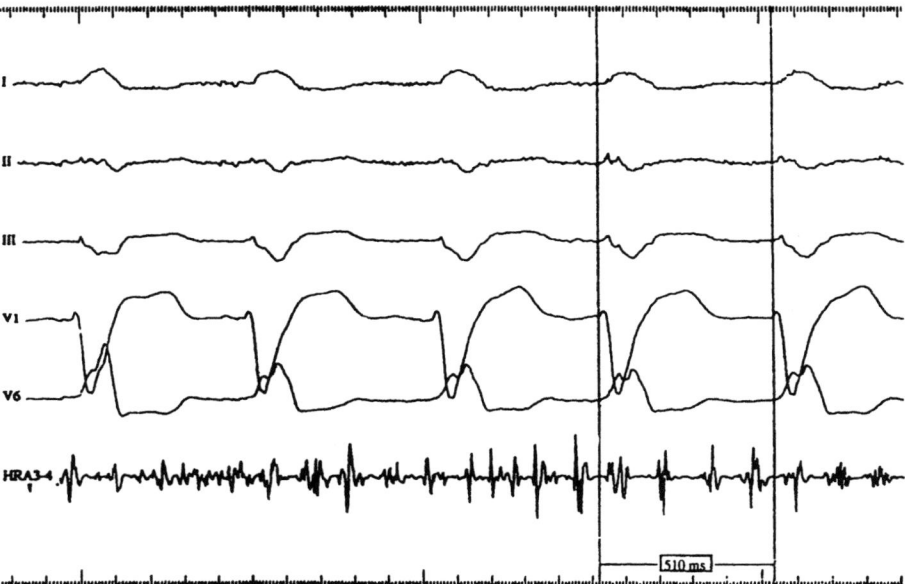

Abb. 101. (Fortlaufende Registrierung). Die hochfrequenten atrialen Depolarisationen, abgeleitet aus dem rechten Vorhof (*HRA*), bestätigen Vorhofflimmern. Zur Radiofrequenzablation des AV-Knotens wird ein Mappingkatheter zur Registrierung des His-Potentials in die His-Bündelregion positioniert (Abb. 102)

Radiofrequenzablation des AV-Knotens bei Tachyarrhythmia absoluta

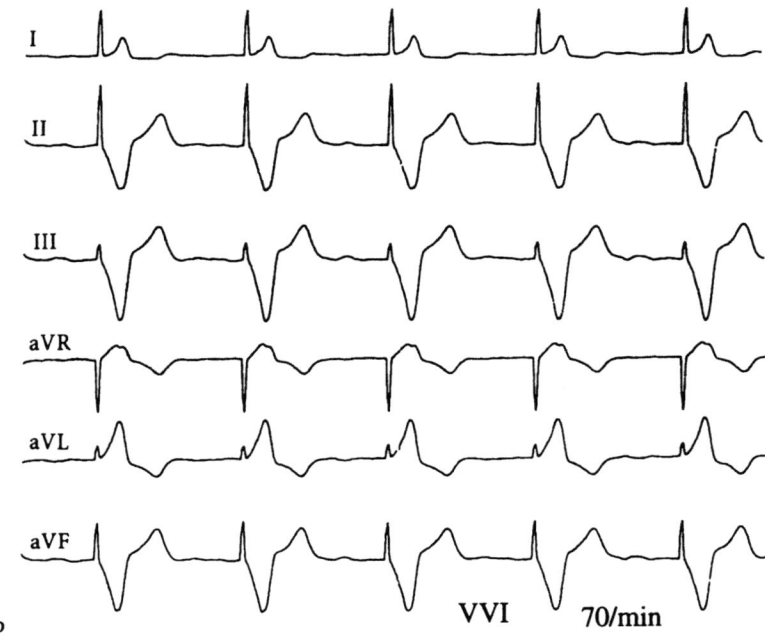

b   VVI   70/min

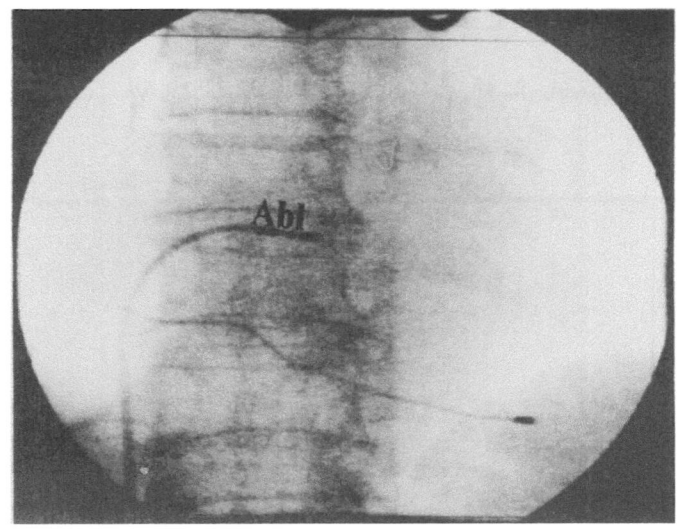

a

Abb. 102. a Lage des Ablationskatheters (*Abl*) zur Registrierung eines His-Bündelpotentials für die geplante Unterbrechung der AV-Überleitung mittels Radiofrequenzstrom. **b** In gleicher Sitzung wurde ein VVI-R-Schrittmacher implantiert

Elektrophysiologische Untersuchungen und Therapien bei Kammerarrhythmien

Zu folgenden Punkten sind Beispiele abgebildet:
- Kammerflimmern (Abb. 103, 113b, 115);
- monomorphe ventrikuläre Tachykardie (Abb. 104-110);
- implantierbarer Kardioverter-Defibrillator (ICD, Abb. 111-118);
- unaufhörliche ventrikuläre Tachykardie (Abb. 119-121) („incessant ventricular tachycardia");
- spezielle Formen, ventrikulärer Tachykardien (Abb. 122-134), s. Übersicht S. 149.

Allgemeine Erläuterungen zu ventrikulären Tachyarrhythmien

Circa 100.000 Menschen in der Bundesrepublik Deutschland sterben jährlich am plötzlichen Herztod. Viele Risikofaktoren für das Auftreten eines solchen Ereignisses sind bekannt: eine reduzierte Ejektionsfraktion, die Registrierung häufiger und komplexer ventrikulärer Arrhythmien im Langzeit-EKG (z. B. nach Myokardinfarkt), die Erfassung von Spätpotentialen im signalgemittelten EKG, eine eingeschränkte Herzfrequenzvariabilität. Zusätzlich können weitere Verfahren zur Beurteilung des autonomen Nervensystems (z. B. Messung der QT-Dispersion, der Baroreflexsensitivität etc.) herangezogen werden. Dennoch ist der positiv-prädiktive Wert dieser Untersuchungen eher gering (maximal 15-20 %).

Aus Langzeit-EKG-Aufzeichnungen ist bekannt, daß in nicht seltenen Fällen einem Kammerflimmern kurze Phasen monomorpher Kammertachykardien vorausgehen (Abb. 103). Auch primär polymorphe ventrikuläre Tachykardien können sekundär in Kammerflimmern degenerieren, typischerweise beim angeborenen QT-Syndrom (Abb. 132 und 133) oder bei antiarrhythmikainduzierten proarrhythmischen Wirkungen. Dem plötzlichen Herztod liegt in der Regel eine schwere organische Herzerkrankung zugrunde, am häufigsten eine koronare Herzerkrankung oder eine dilatative bzw. hypertrophe Kardiomyopathie. Sogenanntes idiopathisches Kammerflimmern ohne erkennbare kardiale Grunderkrankung ist sehr selten. Bei diesen (in der Mehrzahl jugendlichen) Patienten muß zuvor ein QT-Syndrom ausgeschlossen werden, das auch nur intermittierend auftreten kann oder sich in wechselnden T-Negativierungen äußern kann, s. Schema zur Diagnose des QT-Syndroms S. 163; auch eine Rhythmusstörung infolge einer rechtsventrikulären Dysplasie (Abb. 127) sollte differentialdiagnostisch ausgeschlossen werden (Herzecho, rechtsventrikuläres Angiogramm, szintigraphische Untersuchungen), s. auch Schema zur Diagnose rechts ventrikulärer Dysplasien S. 155.

Bei regelmäßigen Tachykardien mit breiten Kammerkomplexen ist primär immer an eine ventrikuläre Tachykardie zu denken. Bereits im Oberflächen-EKG lassen sich wichtige Hinweise zur Differentialdiagnose einer supraventrikulären Tachykardie mit aberranter Überleitung zu einer VT gewinnen (s. Tabelle 2). Eine

QRS-Dauer über 0,14 s, eine positive oder negative Konkordanz der QRS-Komplexe in den Brustwandableitungen, eine AV-Dissoziation (Abb. 104 u. 105) oder Fusionsschläge sprechen für eine ventrikuläre Tachykardie. Zur definitiven Klärung ist die His-Bündelelektrokardiographie die Methode der Wahl. Bei supraventrikulären Tachykardien mit aberranter Überleitung (unter Ausschluß einer antidromen Tachykardie bei akzessorischer Bahn) geht den verbreiterten QRS-Komplexen immer ein His-Potential voraus (mit normalen HV-Intervall von 35–55 ms, Abb. 64 und 90). Bei ventrikulären Tachykardien (Abb. 121) ist typischerweise kein anterogrades His-Potential zu erkennen (in seltenen Fällen liegt auch ein abnorm verkürztes HV-Intervall oder eine retrograde His-Aktivierung vor). Eine Ausnahme bildet die sog. Bundle-branch-Reentrytachykardie (Abb. 122–126). Hier kommt es durch unidirektionalen Block eines Reizleitungsschenkels (ganz überwiegend des rechten Bündels) zu einem Makroreentrykreis mit retrograder Leitung über das linke Bündel und unter Einschluß des His-Bündels zu einer anterograden Leitung über das rechte Reizleitungsbündel. Durch verzögerte Erregungsleitung liegt im Vergleich zum Sinusrhythmus eine verlängerte HV-Zeit vor (Abb. 22 und 23). Diese, in der Regel linksschenkelblockförmige, ventrikuläre Tachykardie findet sich am häufigsten bei Patienten mit dilatativer Kardiomyopathie, ist insgesamt jedoch eher selten. Durch Katheterablation des rechten Bündels und Induktion eines Rechtsschenkelblocks kann diese Rhythmustörung kurativ behandelt werden (Abb. 122–126).

Weitere Sonderformen ventrikulärer Tachykardien stellen sog. idiopathische Formen vor. Man unterscheidet eine linksschenkelblockförmige Variante mit inferiorer Achse (Ursprungsort: rechtsventrikulärer Ausflußtrakt) von einer rechtsschenkelblockförmigen Variante mit linkssuperiorer Achse (Ursprungsort: Purkinje-Netzwerk des linksposterioren Reizleitungschenkels). Diese idiopathischen ventrikulären Tachykardien beruhen wahrscheinlich auf (c-AMP vermittelter) getriggerter Aktivität und können durch Adenosin, Kalziumantagonisten oder β-Rezeptorenblocker terminiert werden. Durch den fokalen Charakter dieser Rhythmusstörungen können sie mit hohen Erfolgsraten mittels Katheterablation behandelt werden.

Rezidivierende monomorphe ventrikuläre Tachykardien bei Patienten nach Myokardinfarkt lassen sich mittels programmierter ventrikulärer Stimulation in annähernd 90 % der Fälle im elektrophysiologischen Labor induzieren. Dies war Grundlage für die Einführung sog. serieller elektrophysiologischer Testungen zur Suppression anhaltender ventrikulärer Tachykardien durch Antiarrhythmika. Die Ergebnisse sind ebenso problematisch wie Versuche der Suppression von Triggerarrhythmien im Langzeit-EKG (CAST Studie 1989, ESVEM-Studie 1993). Zum einen lassen sich durch die serielle elektrophysiologische Testung nur annähernd 30–40 % aller Patienten mit anhaltenden ventrikulären Tachykardien medikamentös einstellen, zum anderen ist mit relativ hohen Rezidivraten bis 15 % zu rechnen. Hinzu kommt das Problem der Nichtinduzierbarkeit von ventrikulären Tachykardien bei Patienten mit dokumentierten anhaltenden ventrikulären Tachykardien, insbesondere bei Vorliegen einer dilatativen Kardiomyopathie (40–50 %). Dies gilt auch, unabhängig von der Grunderkrankung für Patienten, die wegen Kammer-

Tabelle 2. Kriterien zur Differenzierung einer ventrikulären Tachykardie (VT) von einer supraventrikulären Tachykardie (SVT) mit aberranter Überleitung im Oberflächen-EKG. *RSB* Rechtsschenkelblock, *LSB* Linksschenkelblock

QRS-Morphologie	*Ventrikulär*	*Supraventrikulär (Aberranz)*
RSB-artig	monophasisch oder biphasisch **V1**	triphasisch **V1**
	initiale R-Zacke größer, r' im absteigenden Schenkel von QRS S > R in V6	initiale R-Zacke kleiner S < R in V6
LSB-artig	**V1**	**V1**
	träger Abfall der S-Zacke (> 60 ms nach Beginn des QRS-Komplexes) R in V₁ breit (> 30 ms) Q-Zacke in V6	schneller Abfall der S-Zacke (< 60 ms nach Beginn des QRS-Komplexes) R in V₁ schmal (< 30 ms) keine Q-Zacke in V6
	QRS-Dauer > 0,14 s AV-Dissoziation Fusionschläge bizarrer Lagetyp	QRS-Dauer < 0,14 s keine AV-Dissoziation

flimmerns reanimiert wurden. Inwieweit die Einstellung mittels programmierter Stimulation auf Klasse-III-Antiarrhythmika (z. B. Sotalol/Amiodaron) Vor- oder Nachteile gegenüber einer primären Defibribrillatortherapie bei anhaltenden ventrikulären Tachyarrhythmien erbringt, ist Gegenstand laufender Untersuchungen (SAMI-Studie). Die derzeitige Indikation zur Implantation interner Defibrillatoren ist aus den Richtlinien S. 127. ersichtlich. Wenn möglich, sollte immer eine kurative Behandlungsstrategie erfolgen, z. B. eine Aneurysmektomie (Abb. 106–107). Früher durchgeführte rhythmuschirurgische Eingriffe, wie die subendokardiale Resektion einer Infarktnarbe zur Beseitigung des arrhythmogenen Substrates, sind heute wegen hoher Mortalität des Eingriffes weitgehend verlassen. Die Ergebnisse der Katheterablation bei ventrikulären Tachykardien bei Postinfarktpatienten mittels Radiofrequenzstrom sind bisher unbefriedigend. Indikationen hierfür sind medikamentös therapiefraktäre sog. unaufhörliche Tachykardien („incessant ventricular tachycardia", Abb. 119–121), s. Richtlinien zur Katheterablation, S. 62.

Allgemeines zu implantierbaren Kardioverter-Defibrillator–Systemen

1980 wurde die erste Implantation eines internen Defibrillators durch Mirowski et al. vorgenommen, 1985 erfolgte die erste Implantation eines Defibrillators in der Bundesrepublik Deutschland.

Seit dieser Zeit haben sich die Defibrillatortechnologie und die Implantationstechnik erheblich geändert. So waren anfänglich die nicht programmierbaren, ausschließlich mit einer Defibrillatorfunktion versehenen Geräte aufgrund ihrer Größe nur subdiaphragmal zu implantieren. Zur epikardialen Plazierung der Defibrillationselektroden (Patchelektroden) war bis Ende der achtziger Jahre eine Thorakotomie erforderlich.

Gegenwärtig gleicht sich die Defibrillatorimplantation immer mehr einer Schrittmacherimplantation an (Abb. 112). Viele Zentren bevorzugen bereits eine Implantation in Lokalanästhesie. Die reduzierte Größe und das verringerte Gewicht der Geräte erlauben eine subpektorale Implantation. In vielen Fällen gelingt es, durch eine Venotomie der V. cephalica die noch relativ großlumige Defibrillationssonde in den rechten Ventrikel zu plazieren (alternativ Punktion der V. subclavia). Durch Abgabe sog. biphasischer Schocks kann fast immer auf eine zusätzliche subkutane Flächenelektrode verzichtet werden. Manche Gerätetypen mit „Active"- oder „Hot-can"-Konfiguration nutzen die Rückseite des Defibrillatorgehäuses als großflächige Defibrillationselektrode, die Defibrillationsschwellen für Kammerflimmern liegen damit um 8–12 J. Aus Sicherheitsgründen wird bei der endgültigen Programmierung eine höhere Energieabgabe (24–34 J) gewählt.

Eine weitere wichtige Funktion ist die antitachykarde Stimulation bei ventrikulären Tachykardien. Unterschiedliche Algorithmen werden eingesetzt:

Burststimulation (Abb. 113a). Hierbei werden mit einer programmierbaren Vorzeitigkeit festfrequente Extrastimuli abgegeben (z. B. Abgabe einer Burststimulation mit 80%iger Verkürzung der Stimuli gemessen zur Zykluslänge der detektierten Tachykardie).

Frequenzadaptive antitachykarde Stimulation. Dabei erfolgt keine starrfrequente Stimulaton wie beim Burst, vielmehr werden die einzelnen Stimuli, ähnlich wie bei einer programmierten ventrikulären Stimulation, zunehmend verkürzt (z. B. Abgabe des ersten antitachykarden Stimulus mit 75%iger Verkürzung, des zweiten Stimulus mit 69%iger Verkürzung, des dritten Stimulus mit 63%iger Verkürzung etc., Programmierungsbeispiel Abb. 117).

Eine **Akzeleration** der Tachykardie oder eine Degeneration in Kammerflimmern unter antitachykarder Stimulation können nicht sicher ausgeschlossen werden (Abb. 110). Akzeleration unter antitachykarder Stimulation ist ein frequenzabhängiges Phänomen und bei Tachykardien nahe oder über 200/min wesentlich häufiger. Bei vielen Geräten können mehrere VT-Zonen programmiert werden (Abb. 117). So können in einer langsamen VT-Zone ausschließlich antitachykarde Pacing-Algorithmen gewählt werden, in einer schnellen VT-Zone kann zusätzlich eine Kardioversion erfolgen (bei Mißerfolg antitachykarder Stimulation).

Schließlich verfügen die Geräte auch über eine **antibradykarde Funktion**, analog zu einem VVI-Schrittmacher. In Kürze werden ICD mit DDD-Funktionen zur Verfügung stehen. Dies erscheint aus zwei Gründen wichtig. Zum einen kann durch eine AV-sequentielle Stimulation die Hämodynamik verbessert werden. Zum anderen ist die verbesserte Detektion von Vorhofrhythmusstörungen möglich, die bislang in einem Prozentsatz von 15–20 % zu Fehlaktivierungen antitachykarder Funktionen führen (Abb. 118b). Letzteres ist von besonderer Bedeutung. Gegenwärtig werden im wesentlichen zwei Algorithmen eingesetzt, um inadäquate Aktivierungen des ICD zu vermeiden. Dazu gehören das sog. Stabilitätskriterium von Tachykardien zur Verhinderung der Detektion eines Vorhofflimmerns und die Analyse des Tachykardiebeginns zur Verhinderung der Detektion von Sinustachykardien (sog. Onset-Kriterien: Nur eine abrupte, nicht eine allmähliche Verkürzung der Zykluslänge wird als Tachykardie gedeutet), s. dazu Programmierungsbeispiel Abb. 117 sowie Abb. 118 b. Zur derzeitigen Indikationsstellung zur Implantation eines ICD s. Richtlinien zur ICD-Implantation.

Richtlinien zur ICD-Implantation[1]

Empfehlungen zur Indikation

Vor der Indikationsstellung zur ICD-Implantation sollten zunächst folgende Grundvorausetzungen gegeben sein:
a) Die ventrikuläre Tachyarrhythmie ist nicht durch einen aktuen Myokardinfarkt (innerhalb von 48 Stunden) bedingt.
b) Die Ursache der ventrikulären Tachyarrhythmie ist nicht behebbar (z. B. medikamentöse Induktion, Elektrolytstörung, Myokardischämie).
c) Der Patient ist nicht geeignet für die Durchführung eines gezielten rhythmuschirurgischen Eingriffs oder einer Katheterablation.

I. Derzeit akzeptierte Indikationen

a) Patienten mit primärem Kammerflimmern und konsekutivem Herz-Kreislauf-Stillstand oder mit hämodynamisch nicht tolerierten Kammertachykardien (Herz-Kreislauf-Stillstand, Synkope, Präsynkope, akute Herzinsuffizienz) und – entweder die ventrikuläre Tachyarrhythmie in der elektrophysiologischen Untersuchung (ohne Antiarrhythmikum) induzierbar ist und mittels antiarrhythmischer Therapie nicht kontrolliert werden kann (medikamentöse Therapierefraktärität)

---

[1] Auszüge aus: Mitteilungen der Deutschen Gesellschaft für Herz- und Kreislaufforschung 1993.

- oder die ventrikuläre Tachyarrhythmie (in der elektrophysiologischen Untersuchung ohne Antiarrhythmika) zwar nicht induzierbar ist, jedoch gleichzeitig eine eingeschränkte linksventrikuläre Auswurffraktion (<40%) vorliegt,
- oder die ventrikuläre Tachyarrhythmie mittels programmierter Ventrikelstimulation zwar antiarrhythmisch einstellbar war bzw. bei primärer Nichtinduzierbarkeit eine gute Auswurffraktion vorlag, es dann aber im weiteren klinischen Verlauf zu einem Spontanrezidiv gekommen ist.

II. Mögliche Indikationen

a) Patienten, bei denen die ventrikuläre Tachyarrhythmie primär nicht induzierbar ist (elektrophysiologische Untersuchung ohne Antiarrhythmikum) und zusätzlich eine linksventrikuläre Auswurffraktion von über 40 % vorliegt;
b) Patienten nach antitachykarder Operation, bei denen weiterhin die klinisch dokumentierte Tachykardie induzierbar ist;
c) Patienten, bei denen ein Zusammenhang zwischen einer reversiblen myokardialen Ischämie und einer hämodynamisch nicht tolerierten ventrikulären Tachyarrhythmie zwar wahrscheinlich ist, die Ursache aber nicht zuverlässig behoben werden kann, oder die Arrhythmie nach erfolgter Revaskularisation weiter induzierbar ist;
d) Patienten, die die ventrikuläre Tachyarrhythmie hämodynamisch gut tolerierten und bei denen eine zuverlässige Terminierung mittels antitachykarder Stimulation möglich ist;
e) Patienten, bei denen der Zusammenhang zwischen einer Synkope und einer ventrikulären Tachyarrhythmie zwar nicht gesichert wurde, aber das Vorliegen einer kardialen Grunderkrankung sowie die Induzierbarkeit einer monomorphen ventrikulären Tachykardie mit hämodynamischer Kreislaufdepression für diesen Zusammenhang sprechen.

III. Keine Indikation

besteht bei Patienten,
a) deren ventrikuläre Tachyarrhythmie innerhalb der ersten 48 Stunden eines akuten Myokardinfarkts aufgetreten ist;
b) deren ventrikuläre Tachyarrhythmie-Ursache behoben werden kann (z. B. bei medikamentös induzierter Tachykardie oder bei ischämieinduziertem Kammerflimmern mit hochgradiger Hauptstammstenose und normaler Ventrikelfunktion);
c) bei denen einen antitachykarde Operation mit geringem operativen Risiko möglich ist (z. B. bei monomorpher Kammertachykardie und gut abgrenzbarem Aneurysma mit regelrechter Kontraktion des Restventrikels);
d) mit einer unaufhörlichen (incessant) Kammertachykardie oder sehr häufigen Rezidiven einer ventrikulären Tachyarrhythmie;

e) mit anhaltenden ventrikulären Tachykardien, die dabei keine oder eine nur geringe klinische Symptomatik haben und darüber hinaus medikamentös einstellbar sind;

f) die ausschließlich nichtanhaltende hämodynamisch wirksame Kammertachykardien haben;

g) mit Begleiterkrankungen, die deutlich die Prognose limitieren;

h) mit beschleunigtem idioventrikulärem Rhythmus.

Beispiele

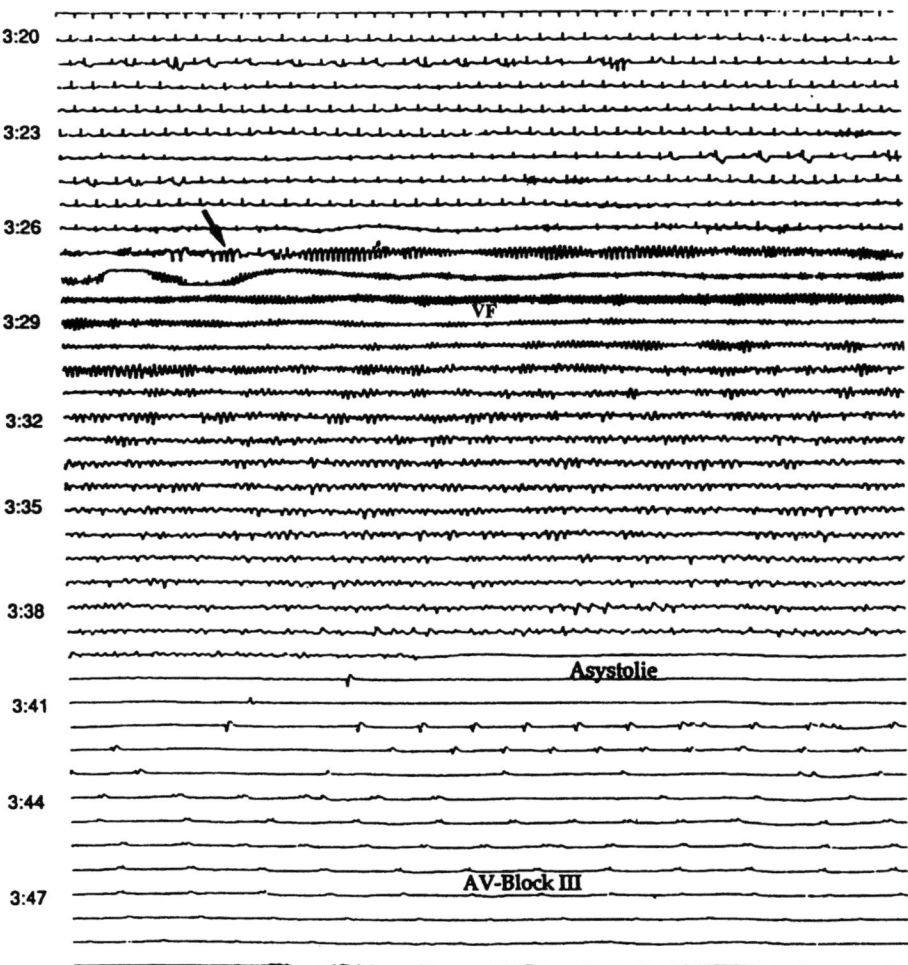

Abb. 103. Dokumentation eines plötzlichen Herztodes im Langzeit-EKG. Salvenartige ventrikuläre Rhythmusstörungen (*Pfeil*) mit Übergang in eine torsadeförmige polymorphe ventrikuläre Tachykardie und Degeneration in Kammerflimmern (*VF*). Schließlich Asystolie, vorübergehend bradykarder ventrikularer Rhythmus und AV-Block III. Grades

Monomorphe ventrikuläre Tachykardie
VT170/Min. – AV-Dissoziation

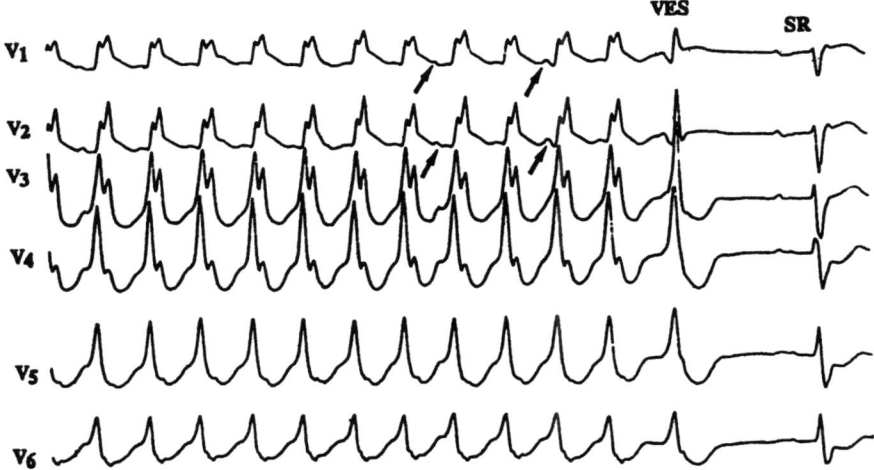

Abb. 104. Monomorphe ventrikuläre Tachykardie mit spontaner Terminierung, *VES* ventrikuläre Extrasystole, *SR* Sinusrhythmus. Die *Pfeile* deuten auf P-Wellen (AV-Dissoziation). Rechtsschenkelblockförmige Tachykardie mit positiver Konkordanz

Monomorphe ventrikuläre Tachykardie

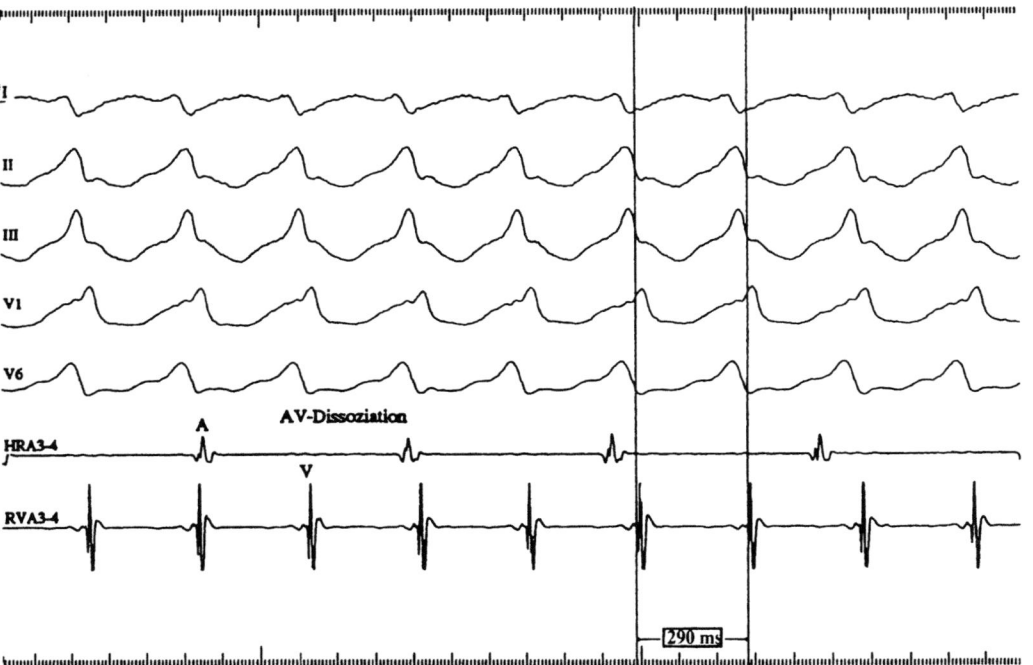

Abb. 105. Monomorphe ventrikuläre Tachykardie mit einer Zykluslänge von 290 ms. Endokardiale Ableitung aus rechtem Vorhof (*HRA*) und rechtem Ventrikel (*RVA*). Im Vergleich zum Oberflächen-EKG (Abb. 104) ist die AV-Dissoziation wesentlich leichter zu erkennen. Schwieriger wäre die Diagnose ventrikuläre Tachykardie im Falle einer 1:1-ventrikuloatrialen Leitung zu stellen, die Ableitung eines His-Bündelelektrogrammes wäre hierbei wegweisend (s. Text S. 124)

Monomorphe ventrikuläre Tachykardie
Vorderwandspitzenaneurysma

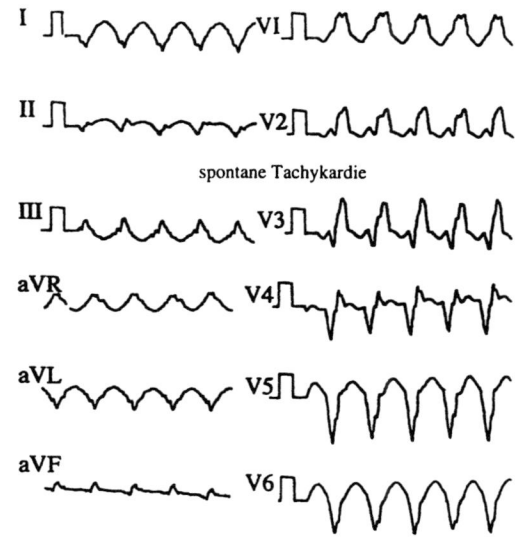

spontane Tachykardie

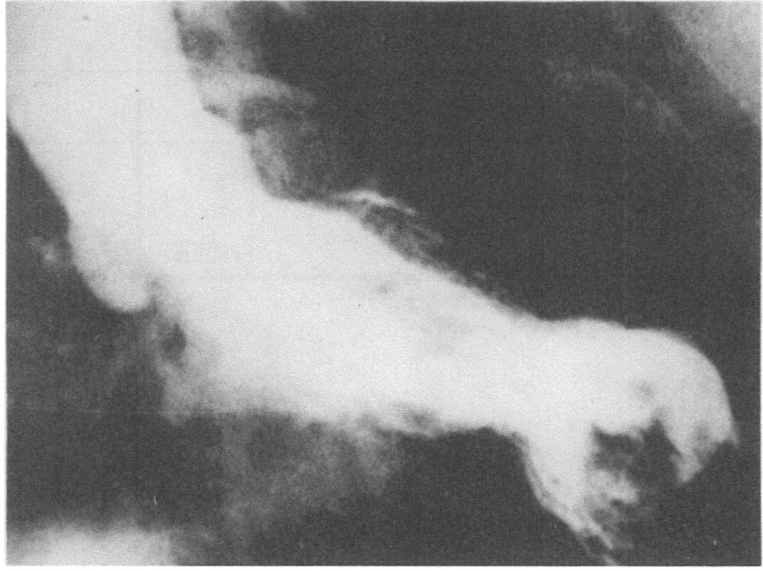

b

Abb. 106. a Dokumentierte Tachykardie, Herzfrequenz 170/min. Typische Kennzeichen für ventrikuläre Tachykardie sind: bizarrer Lagetyp (überdrehter Rechtstyp), QRS > 0.14 s, die Morphologie des rechtsschenkelblockförmigen Kammerkomplexes in V1 sowie tiefe QS-Zacke in V6. **b** Linksventrikuläres Angiogramm (30° RAO) mit Vorderwandspitzenaneurysma

Monomorphe ventrikuläre Tachykardie
Induktion mittels ventrikulärer Stimulation

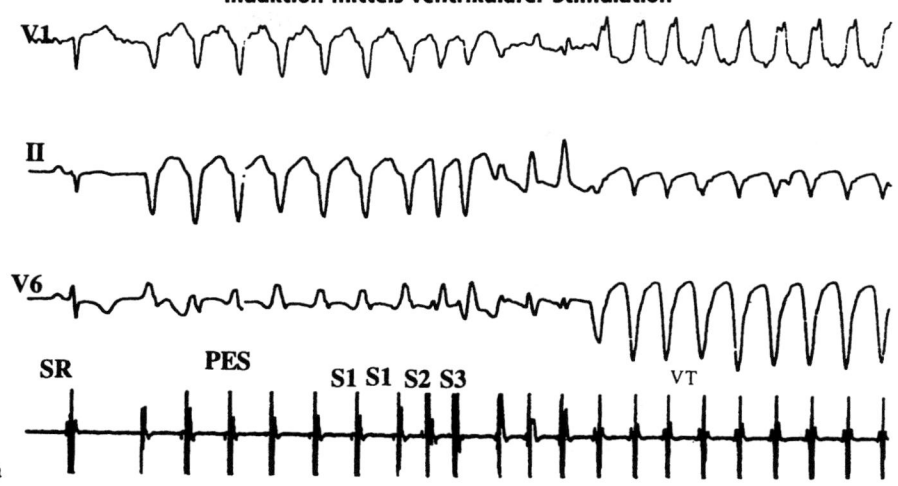

induzierte Tachykardie

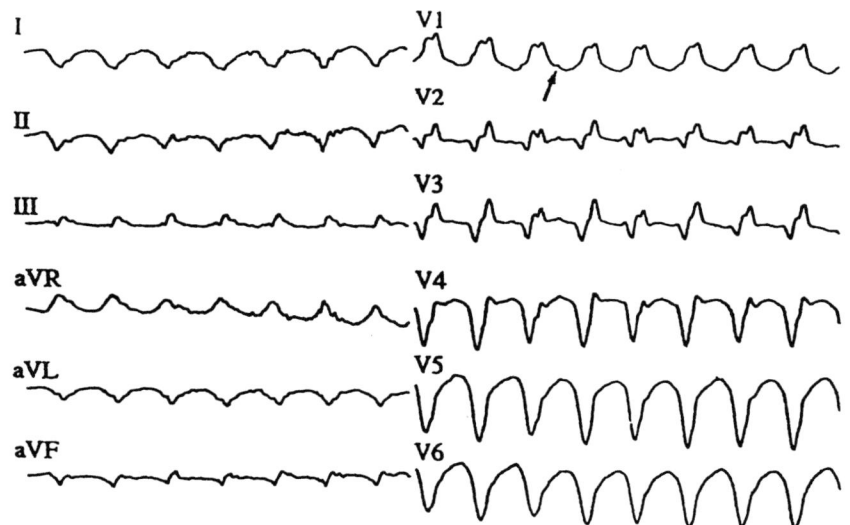

Abb. 107. (Fortlaufende Registrierung). **a** Mittels programmierter ventrikulärer Stimulation (Basisstimulation S1–S1 400 ms) mit zwei vorzeitigen Extrastimuli (S2 250, S3 220 ms) Induktion einer monomorphen ventrikulären Tachykardie (HF 180/min). *SR* Sinusrhythmus, *PES* programmierte elektrische Stimulation, *VT* ventrikuläre Tachykardie. **b** Die induzierte Tachykardie ist morphologisch identisch mit der spontanen Tachykardie. Wie häufig zu beobachten, weist die induzierte VT (*Pfeil* deutet auf P-Welle) eine kürzere Zykluslänge auf. Nach Aneurysmektomie waren keine Rhythmusstörungen mehr auslösbar. Ein prä- oder intraoperatives Mapping zur Lokalisation des Ursprungsortes der ventrikulären Tachykardie wurde bei diesem gut abgrenzbaren Aneurysma nicht vorgenommen (s. Abb. 121)

Polymorphe/monomorphe ventrikuläre Tachykardie
Programmierte ventrikuläre Stimulation

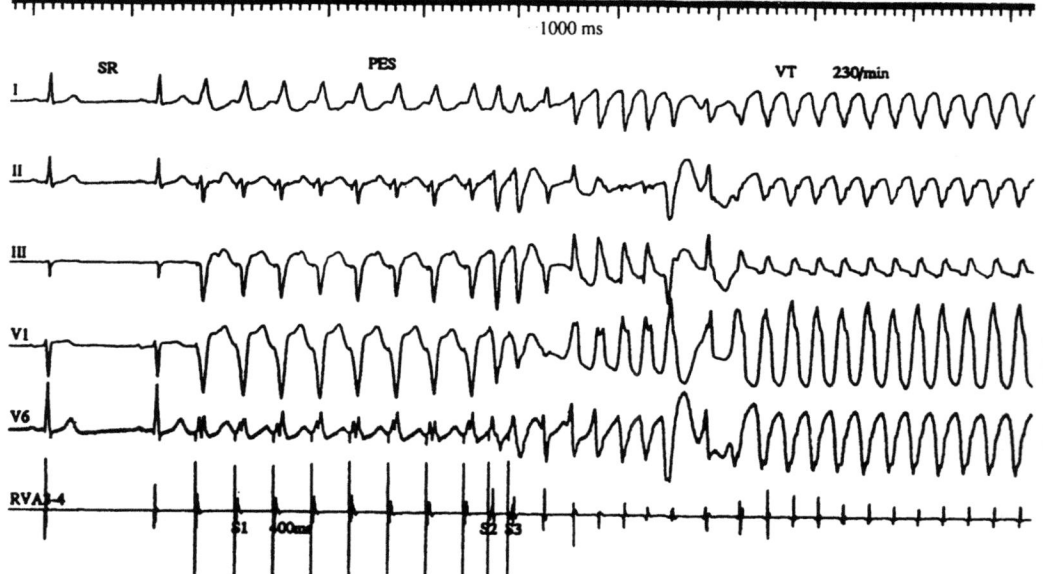

Abb. 108. Programmierte ventrikuläre Stimulation mit einer Basiszykluslänge von 400 ms und Abgabe zweier vorzeitiger Extrastimuli (S2, S3). Zunächst Induktion einer kurzen polymorphen mit Übergang in eine monomorphe ventrikuläre Tachykardie, Kammerfrequenz 230/min

Monomorphe ventrikuläre Tachykardie
Erfolgreiche Überstimulation

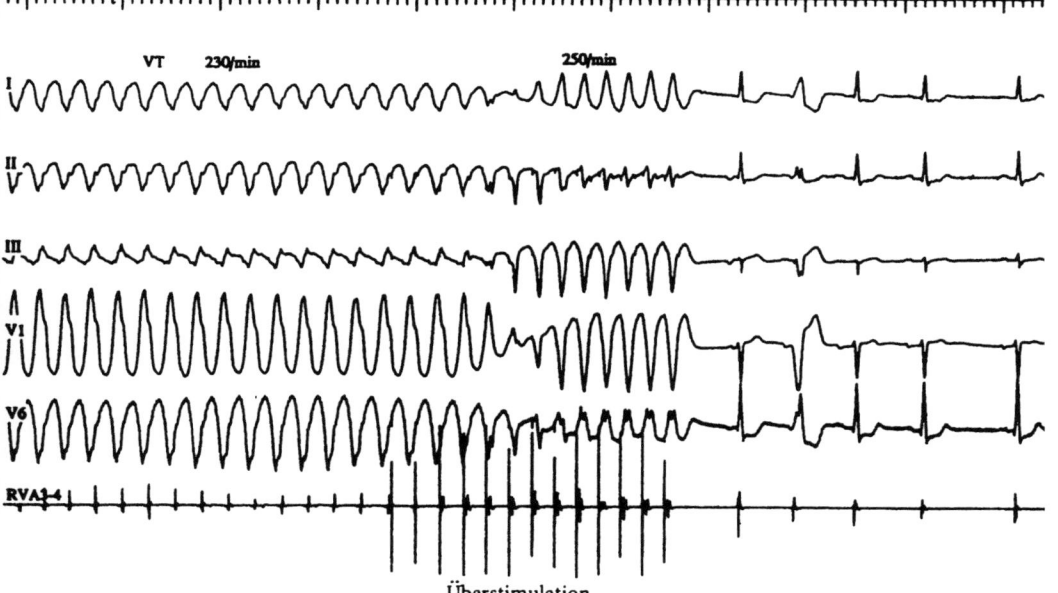

Abb. 109. (Fortlaufende Registrierung). Durch eine Überstimulation mit einer im Vergleich zur Tachykardiefrequenz etwas erhöhten Frequenz von 250/min kommt es zur Terminierung der ventrikulären Tachykardie. Gefahr der Akzeleration der Tachykardie (Abb. 110)

Monomorphe ventrikuläre Tachykardie
Degeneration in Kammerflimmern nach Überstimulation

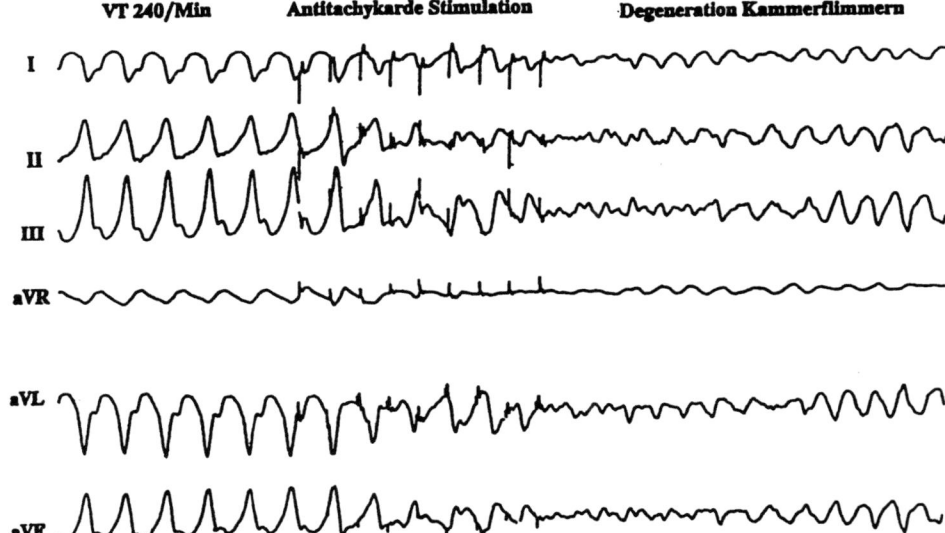

Abb. 110. Patient mit rezidivierenden ventrikulären Tachykardien. Nach Induktion einer monomorphen ventrikulären Tachykardie (VT) mit einer Frequenz von 240/min erfolglose antitachykarde Stimulation mit Degeneration in Kammerflimmern. Dieses Beispiel demonstriert eindrücklich die potentiellen Gefahren einer Überstimulation mit Akzeleration der Tachykardie. Eine zuverlässige Termination mittels antitachykarder Stimulation ventrikulärer Tachykardien ist meist nur bis zu einer Kammerfrequenz von 200/min möglich

Antitachykarder Schrittmacher/Defibrillator

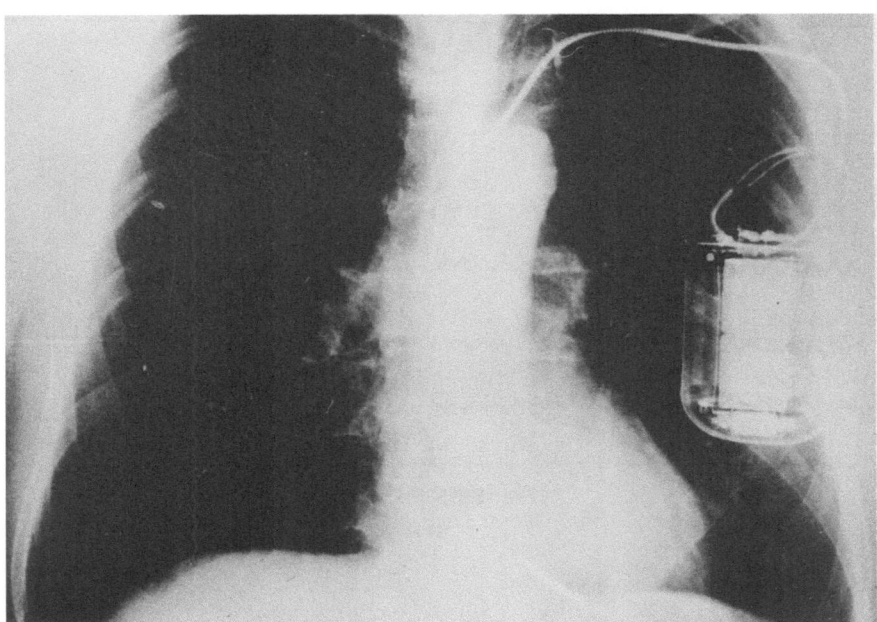

Abb. 111. Langzeit-EKG-Aufzeichnung eines Patienten mit implantiertem Schrittmacher/
Defibrillator. Aufgezeichnet wurden zwei Episoden ventrikulärer Tachykardien, die nach
wenigen Schlägen durch antitachykarde Stimulation (*Pfeile*) erfolgreich terminiert werden
können

Interner Defibrillator (ICD)

Abb. 112. Röntgenthoraxaufnahme eines Patienten mit links subpektoral implantiertem,
automatischen internen Defibrillator. Nach Venotomie der linken V. cephalica wurde die
Defibrillatorsonde in den rechten Ventrikel vorgeführt. Die Spitze dieser Schraubelektrode
hat Sensing- u. Pacingfunktionen (bipolar), der Defibrillationsimpuls erfolgt zwischen der
weiter proximal gelegenen Wendel und der Rückseite des Defibrillatorgehäuses (sog. „active
can device")

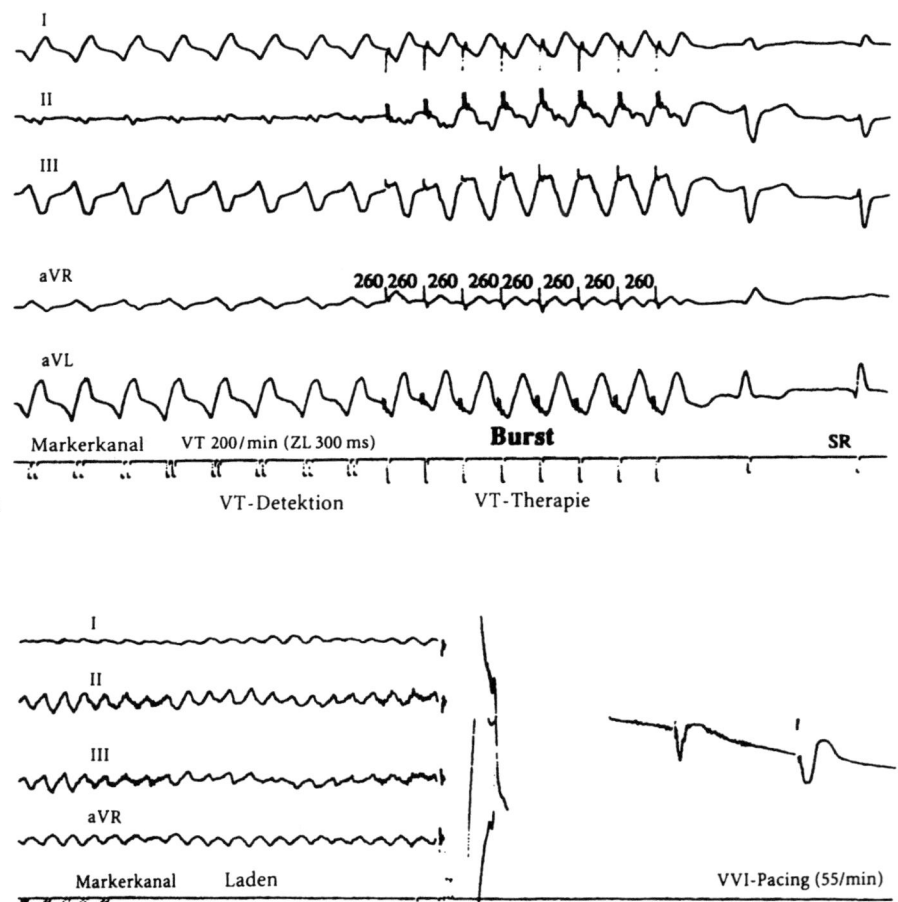

Abb. 113. **a** Erfolgreiche Überstimulation einer ventrikulären Tachykardie (*V T*, Zykluslänge 300 ms) mittels Burststimulation (Zykluslänge 260 ms). **b** Erfolgreiche interne Defibrillation von Kammerflimmern (*VF*) mittels 34-J-Schocks. Nach Terminierung des Kammerflimmerns antibradykarde Stimulation (*VVI*) mit 55/min. Unten jeweils Markerkanal für VT-bzw. VF-Erkennung

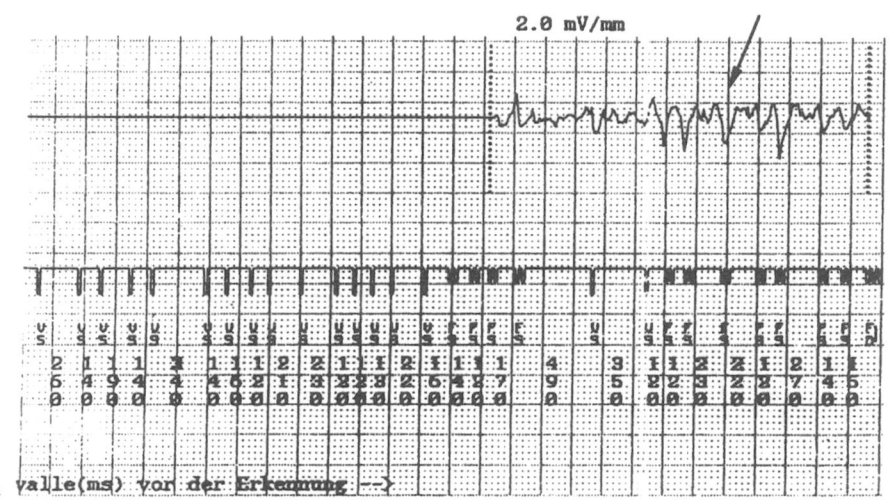

a valle(ms) vor der Erkennung -->

Mai 03, 1994 11:26:29   VF erkannt,   VF Rx 1 Erfolgreich

INT.VALL(ms):VF=300   THERAPIESEQUENZ:
STABILITÄT: AUS   VF 1
ONSET: AUS

INT.VALLE VOR ERKENNUNG(ms):
-29.   190 VS   -14.   220 VS
-28.   340 VS   -13.   160 FS
-27.   260 VS   -12.   140 FS
-26.   140 VS   -11.   120 FS
-25.   190 VS   -10.   170 FS   INTERV.(ms) N. LETZTEM Rx-START:
-24.   140 VS   -9.   490 VS   1.   310 VR   11.   770 VS
-23.   340 VS   -8.   350 VS   2.   130 VS   12.   770 VS
-22.   140 VS   -7.   120 FS   3.   200 CD   13.   800 VS
-21.   160 VS   -6.   120 FS   4. 1250 VS   14.   820 VS
-20.   120 VS   -5.   230 FS   5.   870 VS   15.   870 VS
-19.   210 VS   -4.   220 FS   6.   890 VS   16.   890 VS
-18.   230 VS   -3.   120 FS   7.   840 VS   17.   890 VS
-17.   120 VS   -2.   270 FS   8.   810 VS   18.   930 VS
-16.   120 VS   -1.   140 FS   9.   780 VS   19.   910 VS
b -15.   130 VS   0.   150 FD| 10.   770 VS   20.   920 VS

Abb. 114. a Intrakardiales Speicherelektrogramm (*Pfeil*) nach Detektion von Kammerflimmern (*FS* „fibrillation sense"). **b** Ausdruck der detektierten RR-Intervalle vor Impulsabgabe (*links*) und nach Impulsabgabe (*rechts*). Nach interner Defibrillation (*CD*) werden deutlich verlängerte RR-Intervalle wahrgenommen (*VS* „ventricular sense"). Detektionsintervall für VF = 300 ms

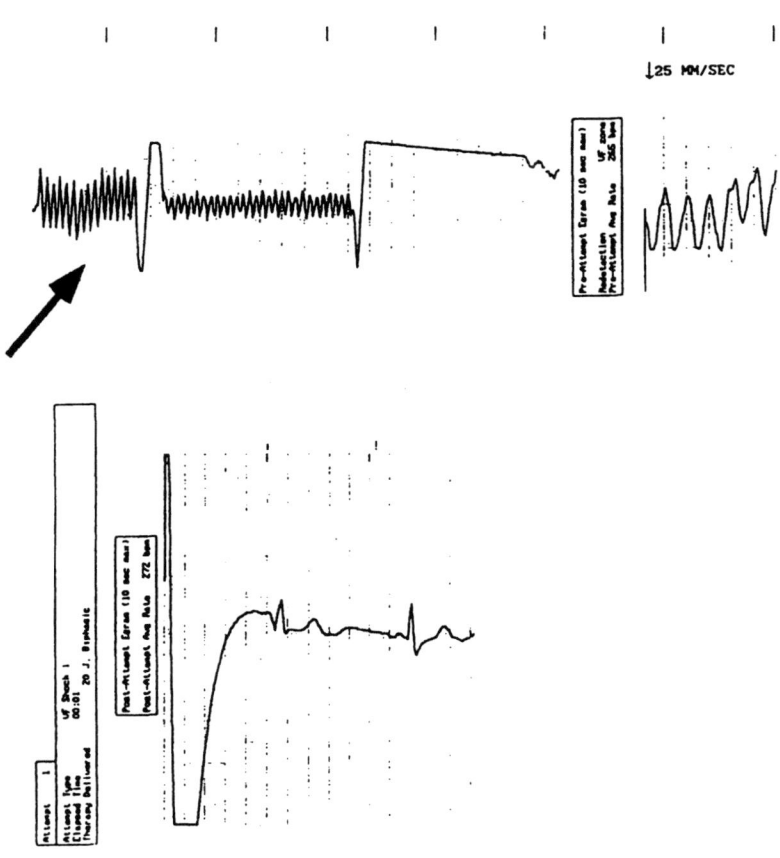

Abb. 115. Induktion von Kammerflimmern mittels hochfrequenten Wechselstromes (*Pfeil*). Alternativ kann dies auch durch einen sog. T-Wellenschock z. B. Abgabe eines 1- oder 2-J-Impulses 310–340 ms nach R-Wellensensing bei ventrikulärer Stimulation) ausgelöst werden. Nach Detektion interne Defibrillation mit 20 J durch den ICD

ICD
Speicherausdruck

Episode: 2	R-R Intervals								

	Date: 24-MAY-95		Time: 08:24			Type: Induced			
Onset	23 —	23 —	23 —	23 —	23 —	23 —	23 —	12 —	154 UF	211 UF
	170 UF	207 UF	146 UF	160 UF	172 UF	328 US	209 UF			
Initial Detection	170 UF	205 UF	170 UF	209 UF	174 UF	230 UF				
Attempt 1 UF, Shkl	191 UF Chrg	178 UF Chrg	145 UF Chrg	164 UF Chrg	611 US Chrg	162 UF Chrg	184 UF Chrg	154 UF Chrg	137 UF Chrg	146 UF Chrg
	213 UF Chrg	174 UF Chrg	221 UF Chrg	160 UF Chrg	195 UF Chrg	189 UF Chrg	168 US Chrg	336 UF Chrg	238 UF Chrg	191 UF Chrg
	197 UF Chrg	154 UF Chrg	152 UF Chrg	37 —	303 UF	166 UF	154 UF	1227 —		
Redetection	764 US	803 US	816 US	711 US	729 US	695 US	654 US	658 US	646 US	623 US
	646 US	643 US	654 US	496 US	740 US	688 US	717 US	752 US	762 US	789 US
	834 US	842 US	898 US	914 US	912 US	920 US	943 US	955 US	959 US	971 US
	980 US	1002 US	1004 US	996 US	1008 US	949 US				

End of Episode

Abb. 116. Korrespondierend zu Abb. 115 Speicherausdruck nach induziertem Kammer-flimmern (*VF*): Detektion (Sensing von VF mit RR-Intervallen von 170–230 ms), Ladung der Kondensatoren (*Chrg* „charge") und erneute Bestätigung des Flimmerns (Sensing von VF nach „charge"). Nach Defibrillation RR-Intervalle (*VS* „ventricular sense") zwischen 600 und 1000 ms

	AKTIV.	INTERV.
VF	EIN	280 ms
FVT	EIN	400 ms
VT	EIN	550 ms

Detektionsgrenzen:

	NID INITIAL	NID NEU-ERK.	STABILITÄT	ONSET
VF	18/24	9/12		
VT	12	8	EIN 50 ms	AUS 81%

Detektionsbedingungen

Therapie

Empfindl. (mV): 0,3

VF

VF-THERAPIE:	1	2	3	4
THERAPIE-STATUS:	EIN	EIN	EIN	EIN
ENERGIE(J):	34	34	34	34
IMPULSFORM:	BIPH	BIPH	BIPH	BIPH
STROMPFAD:	AX>B	AX>B	AX>B	AX>B

VF NACH ERSTER LADUNG BESTÄTIGEN: JA

Schnelle VT-Zone

FVT-THERAPIE:	1	2	3	4
THERAPIE-STATUS:	EIN	EIN	EIN	EIN
THERAPIE-ART:	RAMP+	RAMP	KV	KV
# INITIAL-IMPULSE:	6	5		
R-S1 INTERVALL(%RR):	75	72		
S1S2(RAMP+)=(%RR):	69			
S2SN(RAMP+)=(%RR):	63			
INT.VALLABNAHME(ms):		10		
# SEQUENZEN:	3	3		
ENERGIE(J):			34	34
IMPULSFORM:			BIPH	BIPH
STROMPFAD:			AX>B	AX>B

FVT = "fast"- VT

Langsame VT-Zone

VT-THERAPIE:	1	2	3	4
THERAPIE-STATUS:	EIN	EIN	EIN	AUS
THERAPIE-ART:	RAMP+	RAMP	BURST	BURST
# INITIAL-IMPULSE:	5	5	5	6
R-S1 INTERVALL(%RR):	81	72	66	72
S1S2(RAMP+)=(%RR):	75			
S2SN(RAMP+)=(%RR):	69			
INT.VALLABNAHME(ms):		10	10	10
# SEQUENZEN:	5	5	5	5

Bradykardie-Zone

Stimulationsmodus:	VVI	Empfindl. (mV):	
Stimul.freq(/min):	46	Hysterese(/min):	
Amplitude(V):	5,6	Ausblendz. n. Stim.(ms):	
Impulsdauer(ms):	1,6		

Abb. 117. Programmierungsbeispiel eines ICD mit Mehrzonentherapie. *VF* Kammerflimmern; *VT* ventrikuläre Tachykardie; *NID* „number of intervals to detect" (z. B. müssen 18 von 24 detektierten Intervallen das VF-Kriterium einer Zykluslänge < 280 ms erfüllen); *Ramp* (+) antitachykarde Stimulation mit prozentualer Verkürzung der einzelnen Stimulationsintervalle, bezogen auf die detektierte VT-Zykluslänge, bzw. konsekutiver Verkürzung der einzelnen Impulse um 10 ms; *Burst* festfrequente antitachykarde Stimulation mit festgelegter konstanter Zykluslänge aller Stimulationsimpulse; *KV* Kardioversion. In dem gezeigten Beispiel sind in der FVT-Zone jeweils 3 Sequenzen zweier Formen antitachykarder Stimulation (Ramp + bzw. Ramp) vorgesehen, gefolgt von einer Kardioversion (Stufe 3 und 4). In der VT-Zone ist ausschließlich eine antitachykarde Stimulation programmiert. Außerdem ist für beide VT-Zonen ein sog. Stabilitätskriterium aktiviert, das bei Schwankungen der Zykluslänge > 50 ms·der detektierten Tachykardie ein Auslösen antitachykarder Funktionen blockiert. Dies soll inadäquate antitachykarde Funktionen verhindern, da bei ausgeprägten Schwankungen der Zykluslänge mit hoher Wahrscheinlichkeit von einer Tachyarrhythmia absoluta bei Vorhofflimmern auszugehen ist. Analog kann ein sog. Onsetkriterium programmiert werden, das inadäquate antitachykarde Funktionen bei Sinustachykardien verhindern soll. So wird z. B. nur dann eine VT detektiert, wenn ein abrupter Beginn der Tachykardie vorliegt, d. h. eine plötzliche Verkürzung der spontanen Zykluslänge auf mindestens 80 %

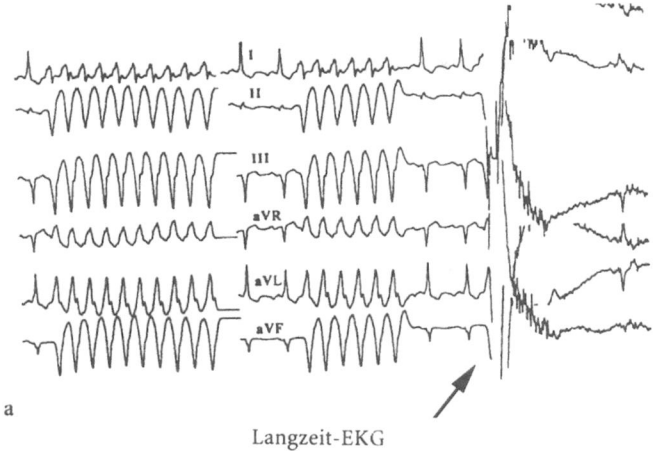

a

Langzeit-EKG

A-Flut

ATP   VT

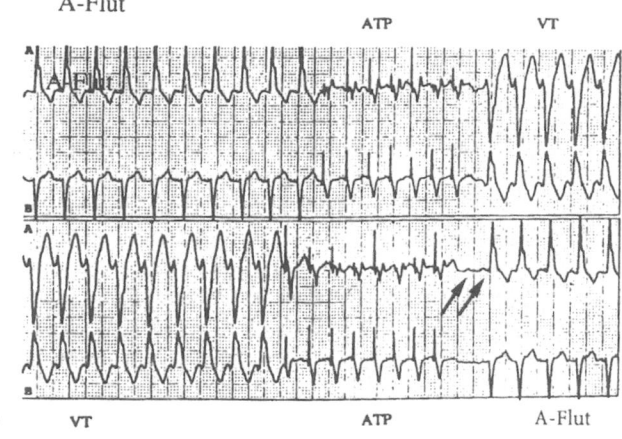

b   VT   ATP   A-Flut

Abb. 118. a Fehlabgabe eines Kardioversionsimpulses (*Pfeil*) nach Aktivierung eines internen Defibrillators durch eine selbstlimitierende VT. Dies kann heute durch eine Redetektion der vorliegenden Tachyarrhythmie (VT oder VF) nach Ladung der Kondensatoren unmittelbar vor Schockabgabe sicher verhindert werden (Arbeitsweise „non-committed"). **b** Schwieriger zu verhindern ist die Fehlaktivierung antitachykarder Funktion bei regelmäßigen supraventrikulären Tachykardien, die das Detektionsintervall für ventrikuläre Tachykardien überschreiten. Im vorliegenden Fall triggert Vorhofflattern (*A-Flut*) eine antitachykarde ventrikuläre Stimulation (*ATP*). Dies führt zu einer proarrythmischen Wirkung mit Induktion einer VT, die jetzt durch eine adäquate Stimulation terminiert wird. In der folgenden Pause sind Vorhofflatterwellen (*Pfeile*) in der Langzeit-EKG-Aufzeichnung zu erkennen. Die Einprogrammierung eines Stabilitätskriteriums (s. Abb. 117) ist in diesem Falle nicht hilfreich, da eine regelmäßige supraventrikuläre Tachykardie vorliegt. In Zukunft ist zu erwarten, daß durch eine zusätzliche atriale Elektrode verbesserte Detektionsfunktionen der ICD für atriale Arrhythmien gewährleistet werden

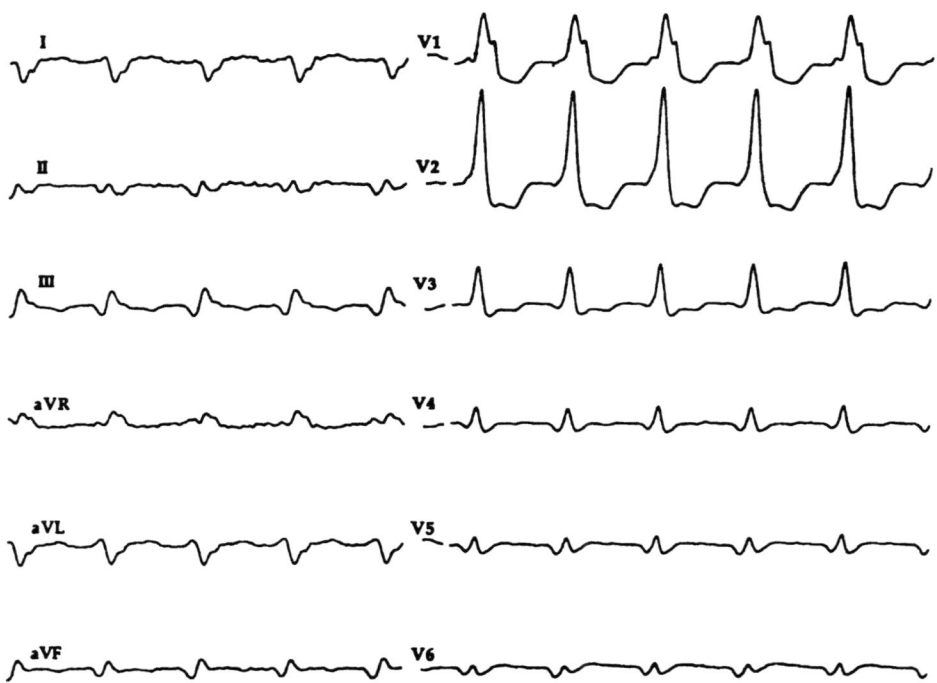

Abb. 119. 76jähriger Patient mit schwerer koronarer Dreigefäßerkrankung und unaufhörlicher ventrikulärer Tachykardie („incessant ventricular tachycardia") mit einer Frequenz von 145/min. Für ventrikuläre Tachykardie typische QRS-Morphologie in V1 s. Tabelle 2, S. 125

Fraktionierte Elektrogramme (Infarktgebiet)

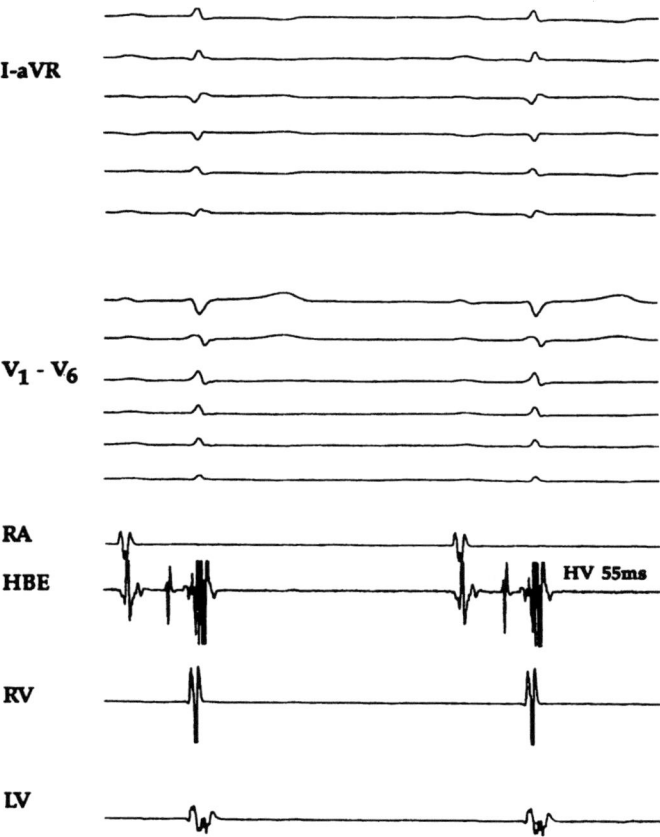

Abb. 120. (Fortlaufende Registrierung). Durch Überstimulation konnte die VT (s. Abb. 119) kurzfristig unterbrochen werden. Endokardiale Ableitungen aus rechtem Vorhof (*RA*), der His-Bündelregion (*HBE*) und rechtem (*RV*) und linkem Ventrikel (*LV*). Im Infarktgebiet des LV finden sich niedrig-amplitudige, aufgesplitterte (fraktionierte) Elektrogramme

LV-Mapping

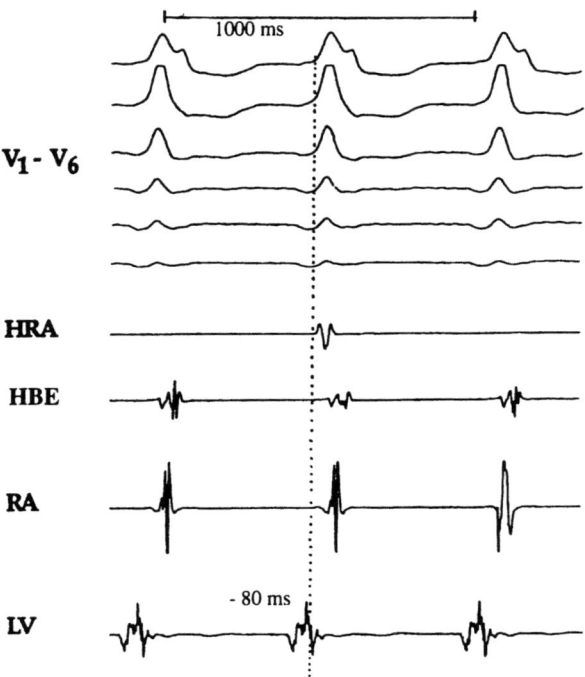

Abb. 121. (Fortlaufende Registrierung). Aktivationsmapping. Zur Lokalisation des Ursprungsortes der Tachykardie linksventrikuläres Mapping mit Bestimmung der maximalen Vorzeitigkeit des aufgezeichneten Elektrogrammes, gemessen zum Beginn des QRS-Komplexes während VT (*gepunktete Linie*). Erfolgreiche Radiofrequenzablation bei einer präsystolischen Aktivierung des linken Ventrikels von 80 ms. Weitere mögliche Identifizierungspunkte für eine erfolgreiche Ablation stellen u. a. dar: die exakte Reproduktion der Tachykardie im 12-Kanal-EKG durch Stimulation am Ursprungsort (sog. Pacemapping) und die Aufzeichnung eines mittdiastolischen Potentials als Marker für eine Zone verlangsamter Erregungsleitung (s. Richtlinien zur Katheterablation tachykarder Rhythmusstörungen S. 62)

Spezielle Formen ventrikulärer Tachykardien

1. Bundle–branch–reentry-VT (Abb. 122–126).
2. VT bei rechtsventrikulärer Dysplasie (Abb. 127);
3. idiopathische Formen einer VT
   a) Linksschenkelblock, inferiore Achse,
      Ursprungsort: Ausflußtrakt des RV (Abb. 128–131),
   b) Rechtsschenkelblock, linkssuperiore Achse,
      Ursprungsort: Purkinje-Netzwerk des linksposterioren Reizleitungs-schenkels;
4. QT-Syndrom (Abb. 132–133);
   Polymorphe ventrikuläre Tachykardie (Abb. 134).

Bundle-branch-reentry-VT

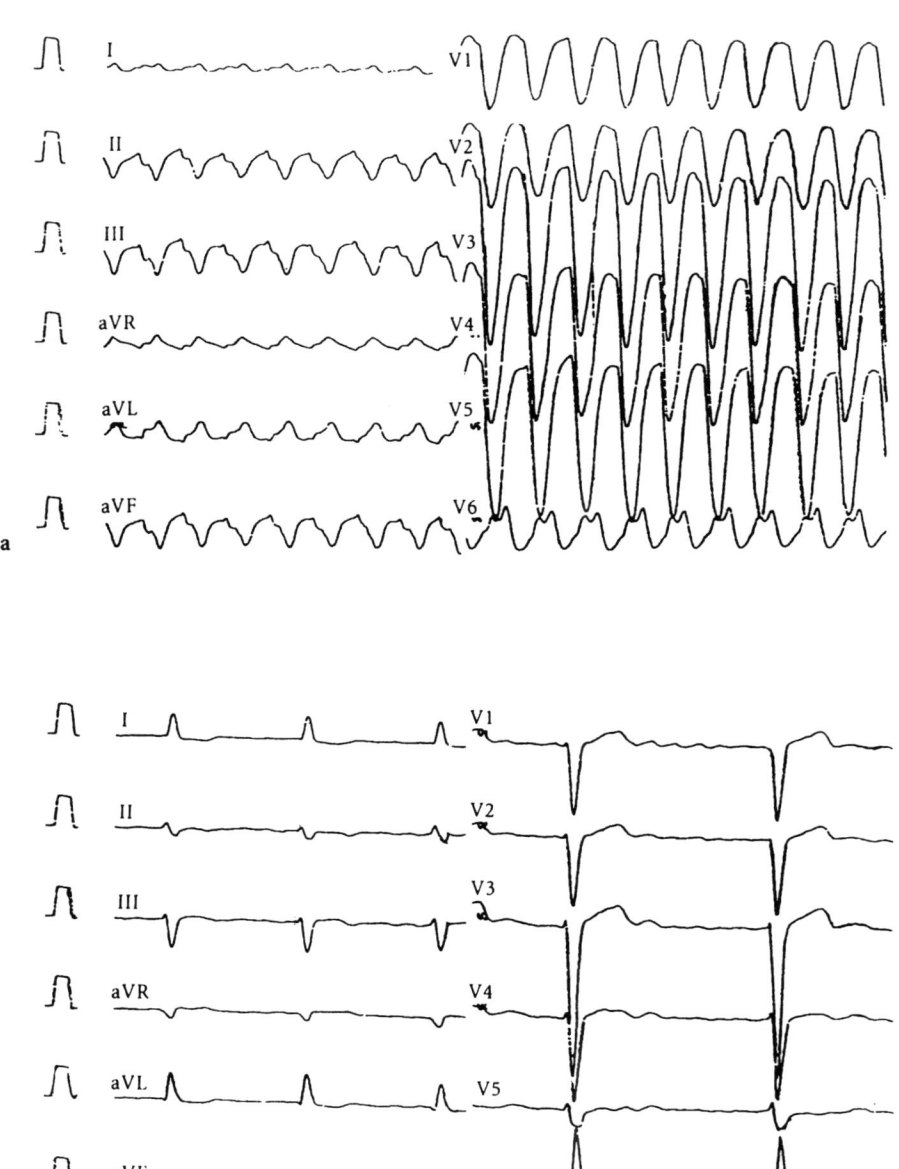

Abb. 122. a Linksschenkelblockförmige Tachykardie mit einer HF von 220/min bei 66jährigem Patienten mit bekannter dilatativer Kardiomyopathie und Zustand nach Synkope. **b** Vor-EKG des Patienten. Absolute Arrhythmie bei Vorhofflimmern, unspezifische Endstreckenveränderung in I, aVL und V6

Bundle-branch-reentry-VT

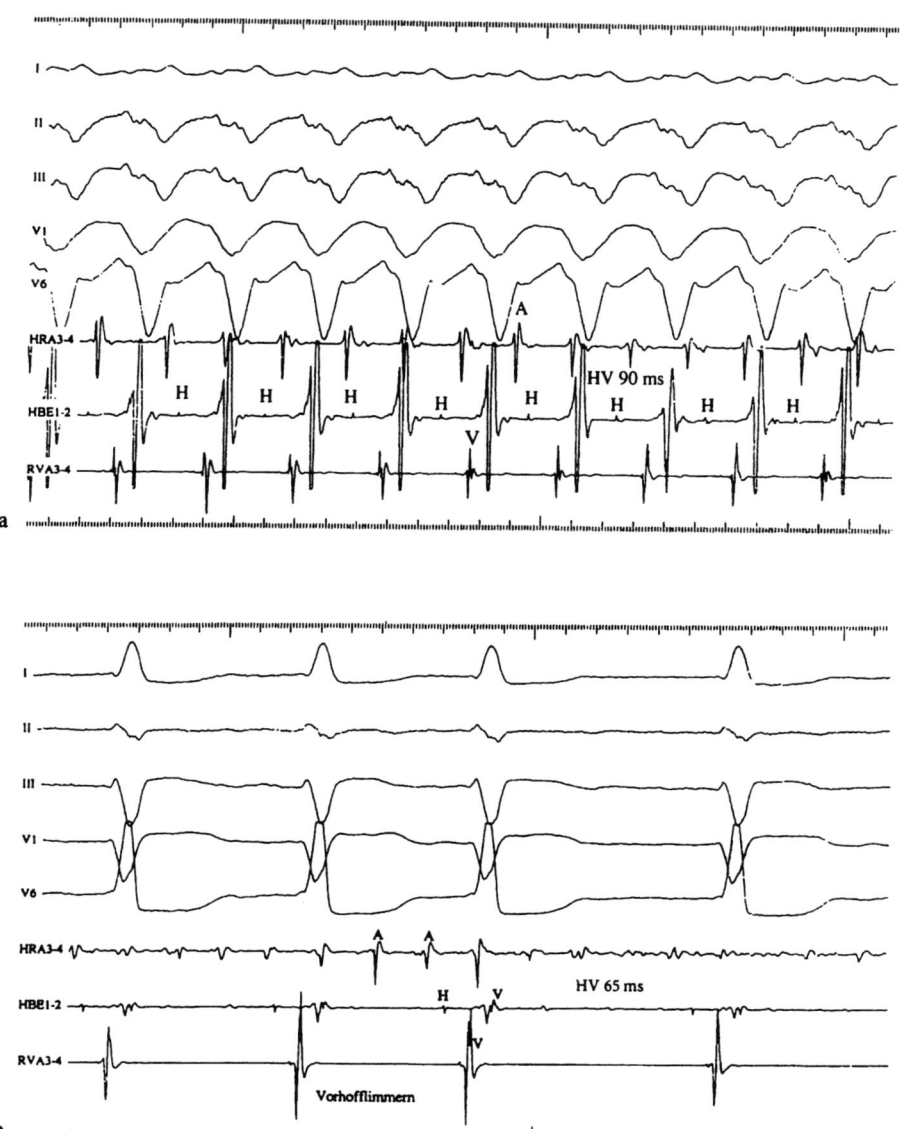

Abb. 123. a Korrespondierend zu Abb. 119 a endokardiale Ableitungen aus hohem rechten Vorhof (HRA), vom His-Bündel (*HBE*) und vom rechtsventrikulären Apex (*RVA*). Es ist zu erkennen, daß jedem Ventrikelpotential (*V*) ein His-Potential (*H*) vorausgeht; dabei ist die HV-Zeit auf 90 ms verlängert. **b** Nach Terminierung der Tachykardie ist ersichtlich, daß als Grundrhythmus eine absolute Arrhythmie bei Vorhofflimmern vorliegt (während der Tachykardie phasenweise relativ geordnete Vorhofaktivität), die HV-Zeit ist mit 65 ms kürzer

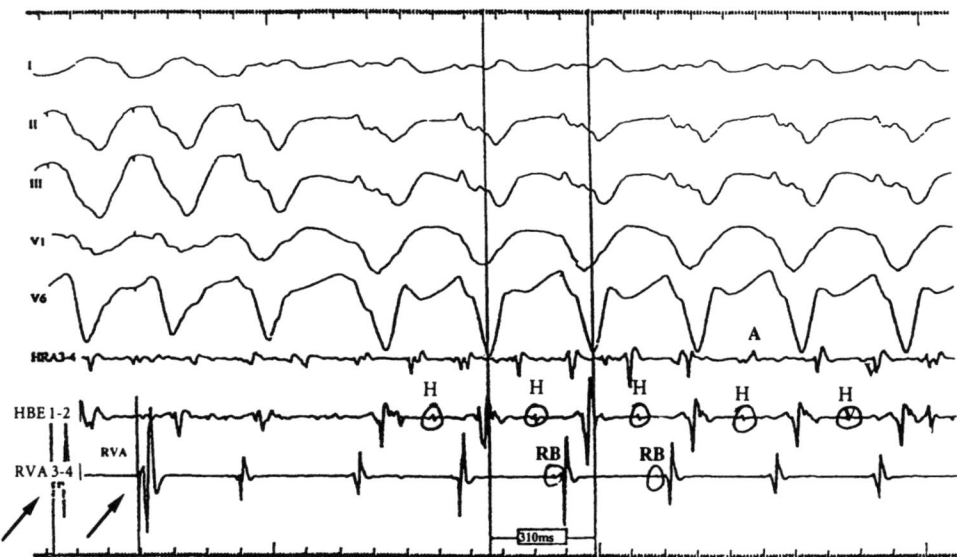

Abb. 124. (Fortlaufende Registrierung). Nach leichtem Rückzug des RV-Katheters Registrierung eines Potentials des rechten Bündels (*RB*). Während der Tachykardie ist nun die Aktivationsfolge H - RB - RV zu verfolgen; *links*: Induktion der VT mit zwei ventrikulären Extraschlägen (*Pfeile*)

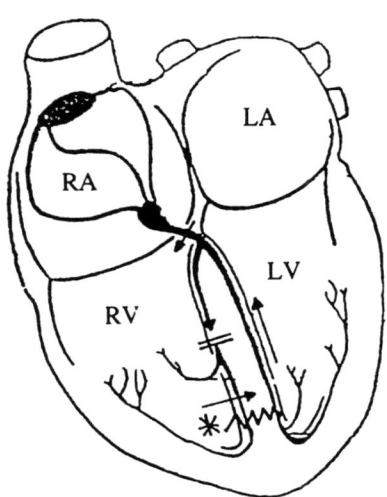

Abb. 125. Mechanismus der Bundle-branch-reentry-VT. Nach Abgabe eines Stimulus im RV (*Stern*) retrograder Block des rechten Bündels mit transseptaler retrograder Aktivierung des linken Bündels, Aktivierung des His-Bündels und anterograder Leitung über das rechte Bündel (*Pfeile*). Makroreentry, s. dazu auch Abb. 22 und 23

Bundle-branch-reentry-VT
Katheterablation

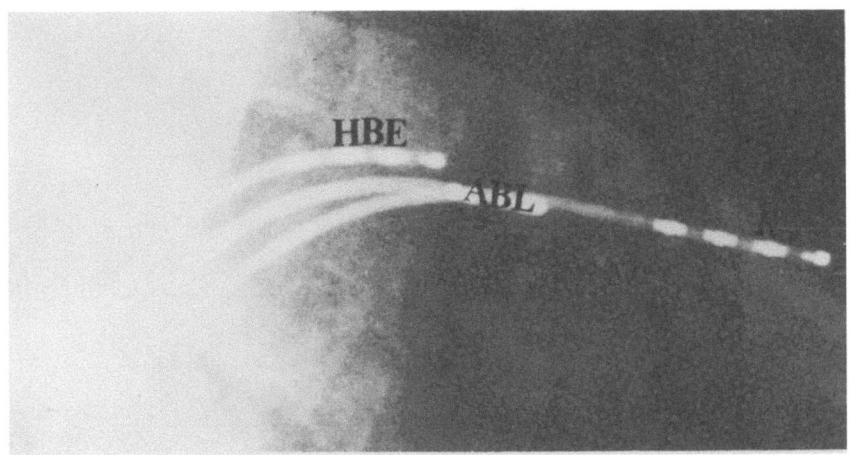

a

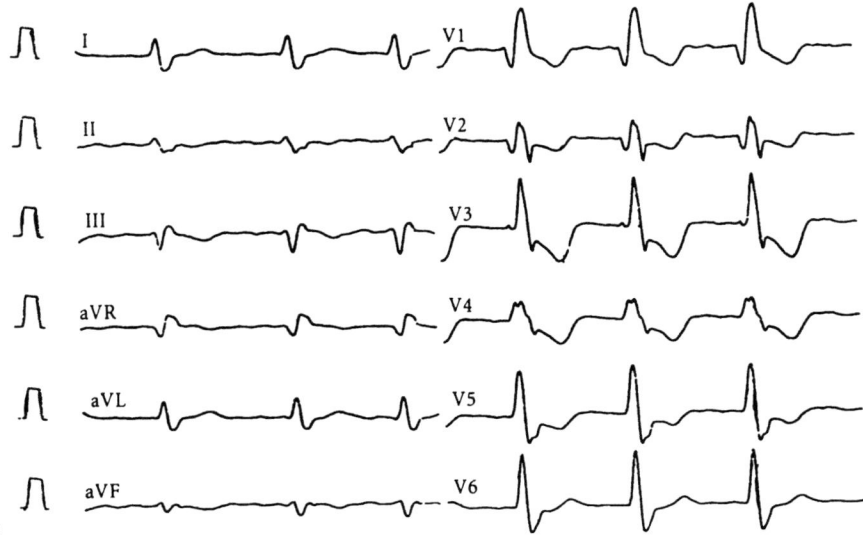

b

Abb. 126. a RAO-Projektion (30˙) der Katheterlage zu Radiofrequenzablation des rechten Bündels. *HBE* 4polige His-Bündelelektrode, *RV* rechter Ventrikel. Der Ablationskatheter (*ABL*) liegt etwas weiter distal im Vergleich zu HBE. **b** Nach Ablation des rechten Bündels kompletter Rechtsschenkelblock. Gefahr der Induktion eines AV-Blockes III. Grades mit Schrittmacherpflichtigkeit! Nach Ablation keine weiter induzierbaren ventrikulären Tachykardien

Ventrikuläre Tachykardie
Rechtsventrikuläre Dysplasie

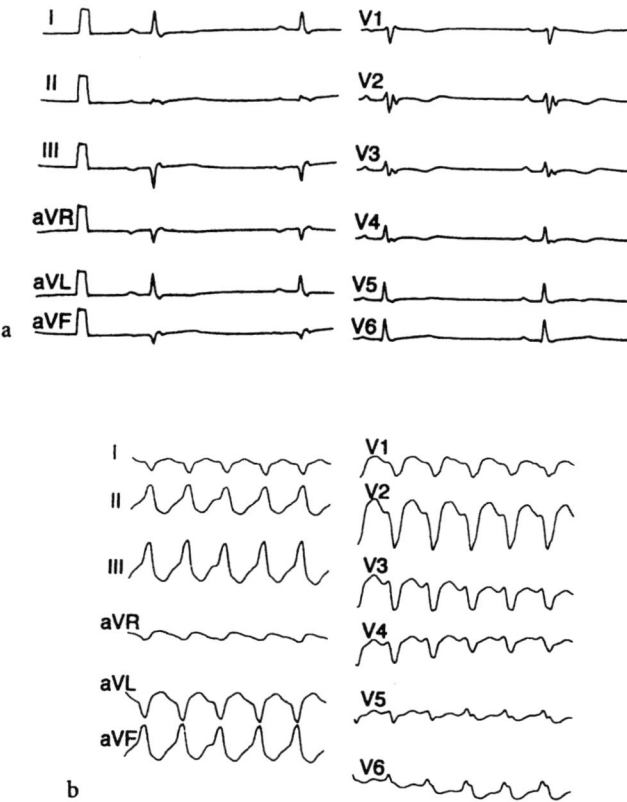

Abb. 127. a Ruhe-EKG eines Patienten mit bekannter rechtsventrikulärer Dysplasie. Elektrographisch typisch ist ein aufgesplitterter QRS-Komplex in den rechtspräkardialen Ableitungen mit T-Negativierungen in V1-V3 (-V4). **b** Ventrikuläre Tachykardie bei diesem Patienten mit einer Frequenz von 170/min. Typisch für rechtsventrikuläre Dysplasie ist eine linksschenkelblockförmige Konfiguration der QRS-Komplexes (s. dazu auch Übersicht zur Differentialdiagnose linksschenkelblockförmiger Tachykardien S. 92)

Schema zur Diagnose rechtsventikulärer Dysplasien[1]

Die Diagnose ist wahrscheinlich wenn
- 2 Hauptkriterien oder
- 1 Haupt- und 2 Nebenkriterien oder
- 4 Nebenkriterien zutreffen.

Rechtsventrikuläre Dysplasie: diagnostische Kriterien

I. Globale und/oder regionale Dysfunktion und strukturelle Veränderungen
— Hauptkriterien:
   ausgeprägte Dilatation und Reduktion der rechtsventrikulären Ejektionsfraktion mit unauffälliger (oder allenfalls leicht eingeschränkter) linksventrikulärer Funktion, ausgeprägte segmentale Dilation des rechten Ventrikels;
— Nebenkriterien:
   Leichte globale rechtsventrikuläre Dilatation und/oder mäßiggradige Einschränkung der rechtsventrikulären Ejektionsfraktion bei normaler linksventrikulärer Funktion.

II. Histologische Kriterien
— Hauptkriterien:
   Fibröse Veränderungen bzw. fettige Degeneration des Myokards (Myokardbiopsie).

III. Repolarisationsstörungen
— Nebenkriterien:
   T-Negativierung in Ableitung V2 and V3 (Patienten über 12 Jahre; ohne Vorliegen eines Rechtsschenkelblockes).

IV. Depolarisationsstörungen/Leitungsanomalien
— Hauptkriterien:
   Y-Konfiguration oder QRS Verbreiterung (> 110 ms) in V1-V3;
— Nebenkriterium:
   Spätpotentiale (Signalmittelungs-EKG).

V. Arrhythmien
— Nebenkriterien:
   Linksschenkelblockförmige ventrikuläre Tachykardie, anhaltend oder nicht anhaltend, (EKG, Langzeit-EKG, Belastungs-EKG),
   Häufige ventrikuläre Extrasystolen (> 1000/24 h).

VI. Familienanamnese
— Hauptkriterium:
   Familiär gehäuftes Auftreten (bestätigt durch Biopsie);
— Nebenkriterium:
   anamnestisch gehäufte Todesfälle bei Familienmitgliedern < 35 Jahren.

---

[1] in Anlehnung an McKenna et al. 1994.

Idiopathische ventrikuläre Tachykardie
Rechtsventrikuläre Ausflußtrakttachykardie

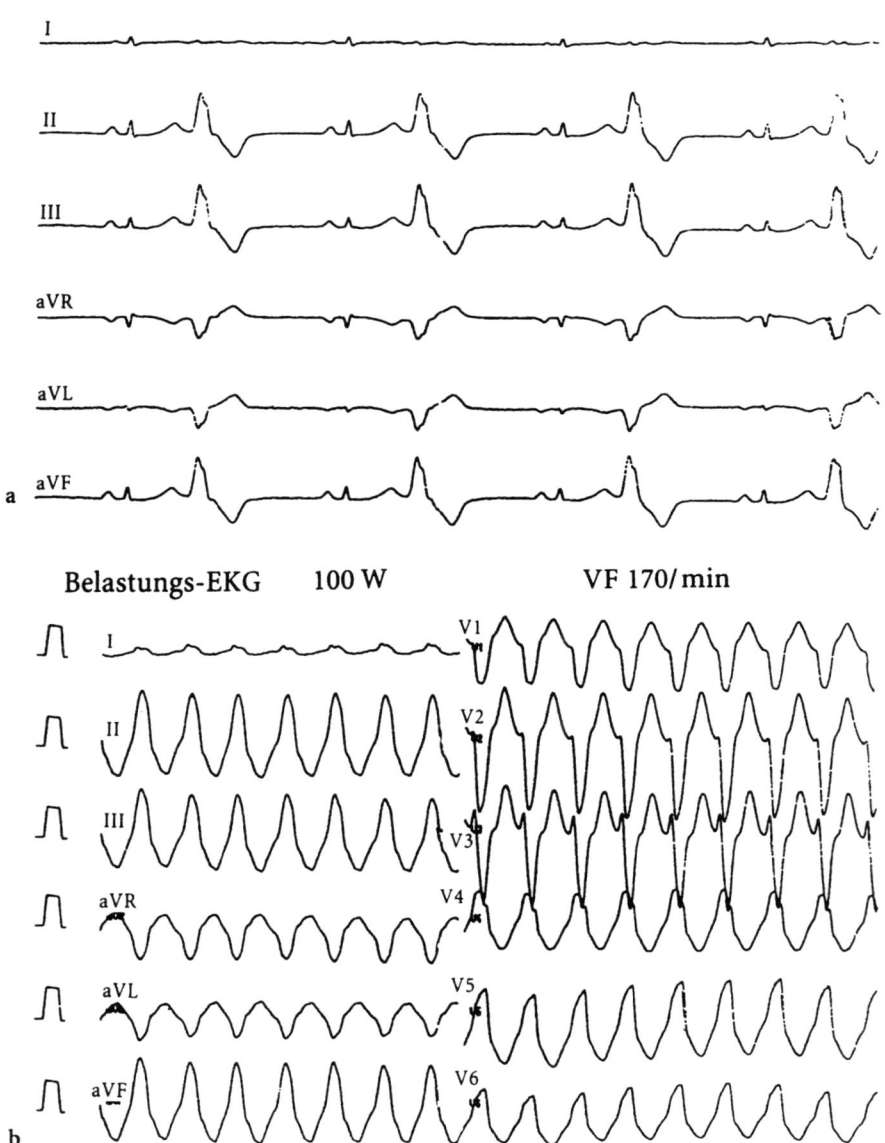

Abb. 128. a Ruhe-EKG einer 37jährigen Patientin mit belastungsabhängigen Palpitationen. Ventrikulärer Bigeminus. **b** Belastungs-EKG. Ab 100 W Auftreten einer anhaltenden Tachykardie mit einer Kammerfrequenz von 170/min. Typische Konstellation für rechtsventrikuläre Ausflußtrakttachykardie: linksschenkelblockförmige QRS-Konfiguration, inferiore Achse, Induktion unter Belastung. Die VES im Ruhe-EKG haben eine identische Konfiguration im Vergleich zur dokumentierten Tachykardie

Idiopathische ventrikuläre Tachykardie
RV-Aktivationsmapping

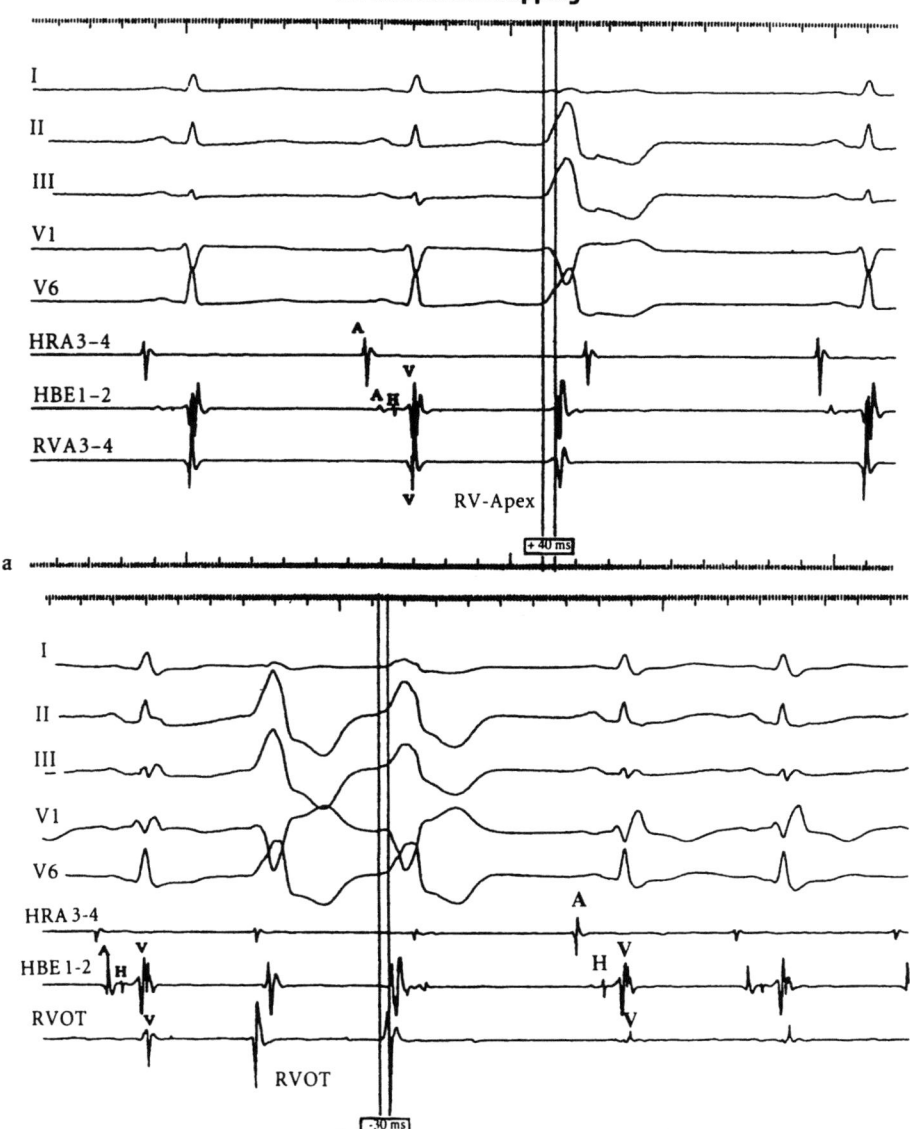

Abb. 129. (Fortlaufende Registrierung). Bei der elektrophysiologischen Untersuchung der Patientin waren unter programmierter ventrikulärer Stimulation keine ventrikulären Arrhythmien induzierbar, auch nicht nach i. v. Orciprenalingabe mit Anhebung der Sinusfrequenz auf 120/min. Darunter jedoch deutliche Zunahme der spontanen VES mit Couplets und Salven. Endokardiale Ableitungen aus dem hohen rechten Vorhof (*HRA*), der His-Bündelregion (*HBE*) und dem rechtem Ventikel (*RV*). **a** Ableitung aus dem RV-Apex(*RVA*), späte lokale Aktivierung unter VES (+ 40 ms); **b** Ableitung aus dem rechtsventrikulären Ausflußtrakt (*RVOT*), frühe lokale Aktivierung unter VES (− 30 ms)

Idiopathische ventrikuläre Tachykardie
Radiofrequenzablation

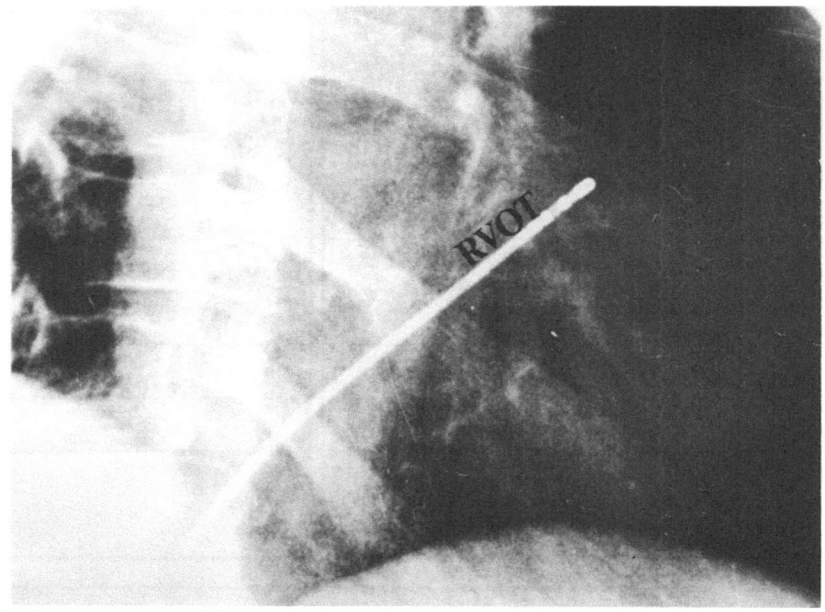

a

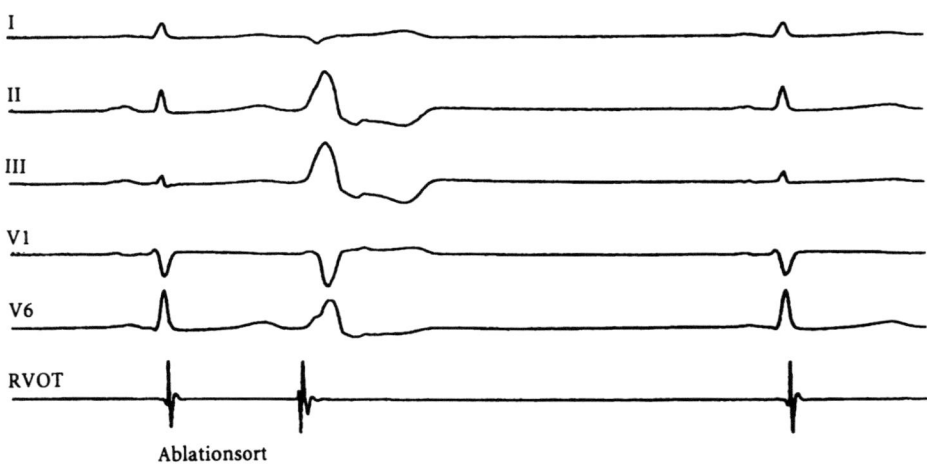

b

Ablationsort

Abb. 130. a (Fortlaufende Registrierung). Röntgenologische Dokumentation der Lage des Ablationskatheters im rechtsventrikulären Ausflußtrakt (*RVOT*). **b** Korrespondierend dazu endokardiale Ableitung von der Spitze des Ablationskatheters. Deutliche präsystolische lokale Aktivierung unter VES. Durch Abgabe von Schrittmacherimpulsen in dieser Lokalisation, konnte die dokumentierte Tachykardie exakt im 12-Kanal-EKG reproduziert werden (Pacemapping, nicht gezeigt)

Idiopathische ventrikuläre Tachykardie
Langzeit-EKG

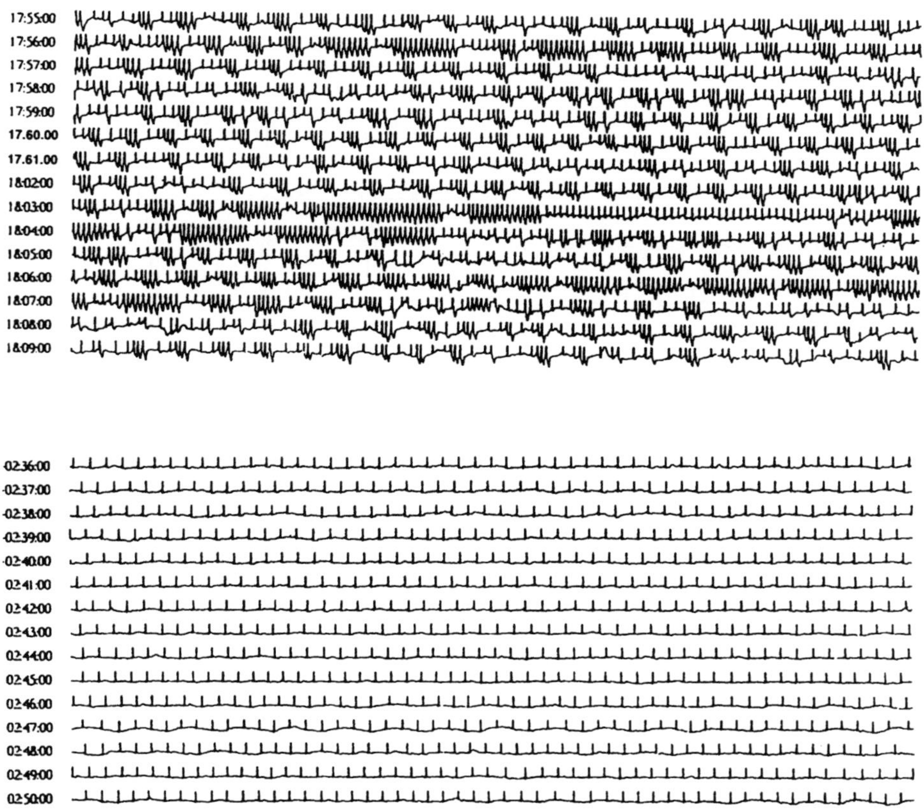

Abb. 131. (Fortlaufende Registrierung) Langzeit-EKG **a** vor, **b** nach Radiofrequenzablation. Über lange Phasen sind nach der Intervention keine ventrikulären Extrasystolen aufzuzeichnen

Q-T-Syndrom
Polymorphe ventrikuläre Tachykardie

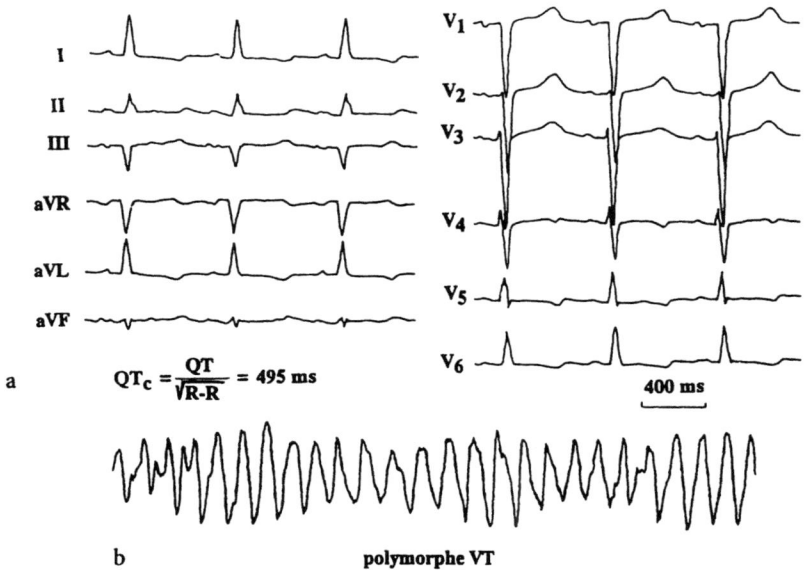

$$QT_c = \frac{QT}{\sqrt{R\text{-}R}} = 495 \text{ ms}$$

a

400 ms

b   polymorphe VT

Abb. 132. a Patient mit rezidivierenden Synkopen bei QT-Syndrom, frequenzkorrigierte QT-Zeit 495 ms (Bazett-Formel). **b** Monitorstreifen mit polymorpher ventrikulärer Tachykardie, HF um 230/min. Man unterscheidet zwei Formen des angeborenen QT-Syndroms, das Romano-Ward-Syndrom mit autosomal dominanten Erbgang und eine Variante mit autosomal rezessiven Erbgang und begleitender Taubheit, das Jervell-Lange-Nielson-Syndrom. In jüngster Zeit konnte der genetische Defekt molekularbiologisch lokalisiert werden

Q-T-Syndrom
Ableitung monophasischer Aktionspotentiale

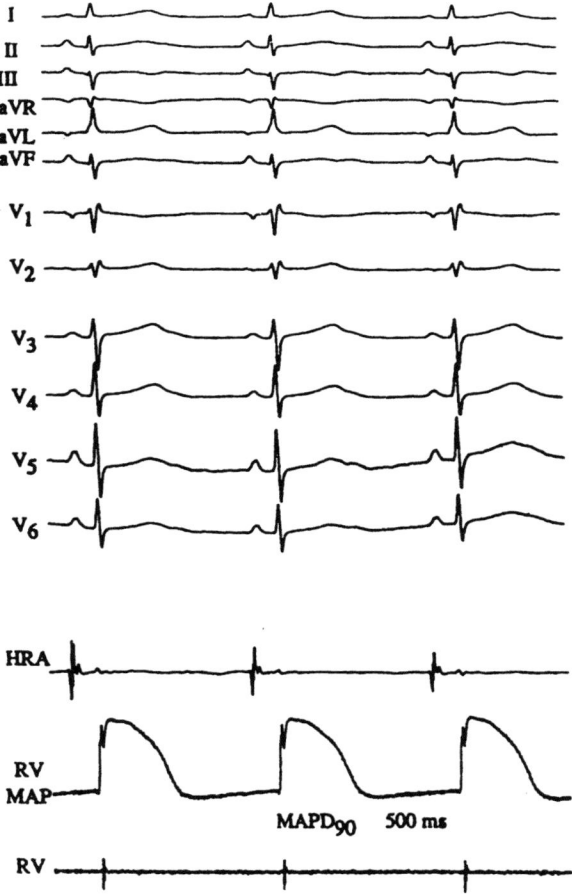

Abb. 133. Aufzeichnung endokardialer monophasischer Aktionspotentiale mit gleichzeitiger Ableitung eines bipolaren Signals (*unten*) aus dem rechten Ventrikel (*RV*), zusätzlich Vorhofregistrierung (HRA). Mittels Ableitung monophasischer Aktionspotentiale (*MAP*) läßt sich die Dauer der ventrikulären Repolarisationsphase exakt bestimmen, die in diesem Fall (gemessen bei 90%iger Repolarisation, $MAPD_{90}$) 500 ms beträgt. Analog zum erworbenen QT-Syndrom (z. B. Torsade-de-pointes-Tachykardien nach Einnahme von Antiarrhythmika) können durch eine pathologisch verlängerte Repolarisationsphase spontane Nachdepolarisationen auftreten, die höchstwahrscheinlich Ursache der polymorphen ventrikulären Tachykardien sind

Polymorphe ventrikuläre Tachykardie

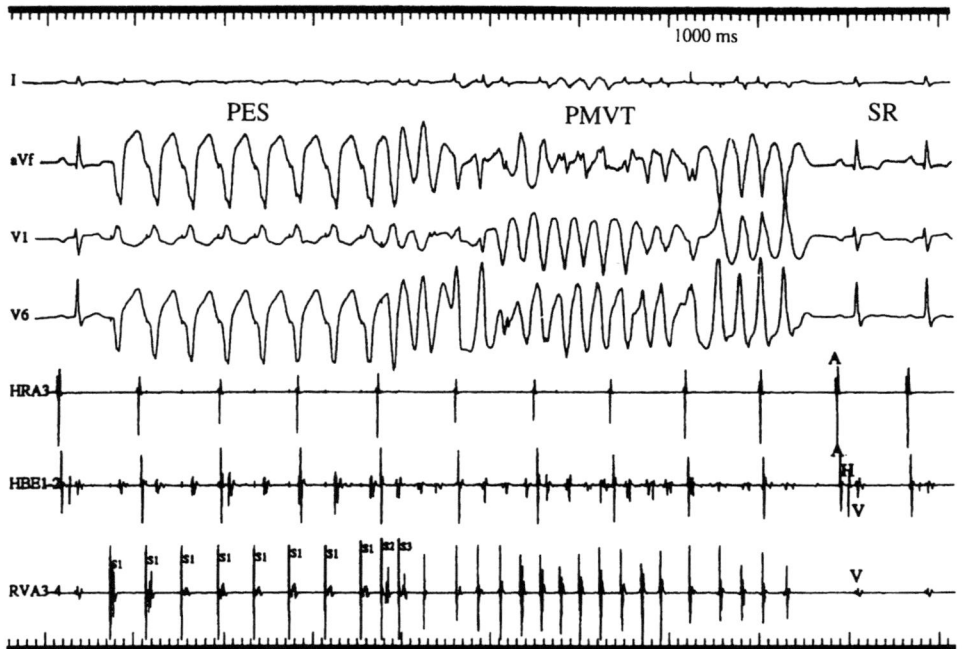

Abb. 134. Mittels programmierter elektrischer Stimulation (*PES*) mit einer Grundzyklus-
länge von 400 ms (*S1 S1*) und zweier vorzeitiger Extrastimuli (*S2, S3*) vom rechten Ventrikel
(*RVA*) erfolgt die Induktion einer selbstlimitierenden polymorphen ventrikulären Tachykardie (*PMVT*). *SR* Sinusrhythmus, *HRA* hoher rechter Vorhof, *HBE* His-Bündelelektrogramm. Die Ergebnisse der programmierten ventrikulären Stimulation beim QT-Syndrom
sind unzuverlässig. Nicht selten sind bei dokumentierten polymorphen ventrikulären
Tachykardien keinerlei ventrikuläre Arrhythmien induzierbar (keine Reentrytachykardie).
Ansonsten kommen elektrophysiologisch induzierten polymorphen ventrikulären Tachykardien klinisch mit hoher Wahrscheinlichkeit keine Bedeutung zu

Schema zur Diagnose des QT-Syndroms[1]

Die Diagnose QT-Syndrom kann gestellt werden, wenn zwei Hauptkriterien oder ein Hauptkriterium und zwei Nebenkriterien vorliegen.

QT-Syndrom: diagnostische Kriterien

Hauptkriterien:
- Verlängerung der QT-Zeit ($QT_c > 440$ ms),
- streßinduzierte Synkope,
- positive Familienanamnese;

Nebenkriterien:
- angeborene Taubheit,
- alternierende T-Welle (Repolarisationsstörungen),
- Bradykardie.

---

[1] nach Schwartz 1985.

Ausblick: Interne atriale Defibrillation

Prototypen interner atrialer Defibrillatoren sind in Kürze in ersten klinischen Studien verfügbar. Analog zu Erfahrungen im elektrophysiologischen Labor kann über eine Defibrillationselektrode im Koronarsinus (alternativ linke Pulmonalarterie) und einer zweiten Elektrode im rechten Vorhof eine erfolgreiche interne atriale Defibrillation von Vorhofflimmern durchgeführt werden. Mit Applikation von biphasischen Schockformen liegen die Defibrillationsschwellen zwischen 2 und 4 J (und damit deutlich über der Schmerzsensation!). Bisherige (unter Sedation) im Katheterlabor vorgenommene interne Kardioversionen sind erfolgversprechend (Abb. 135 und 136).

Mögliche Indikationen stellen dar: Zustand nach erfolgloser externer Kardioversion (z. B. bei Adipostias) oder die Terminierung von Vorhofflimmern während elektrophysiologischer Untersuchungen, z. B. nach Induktion von Vorhofflimmern bei Untersuchung bzw. Ablation von Präexzitationssyndromen.

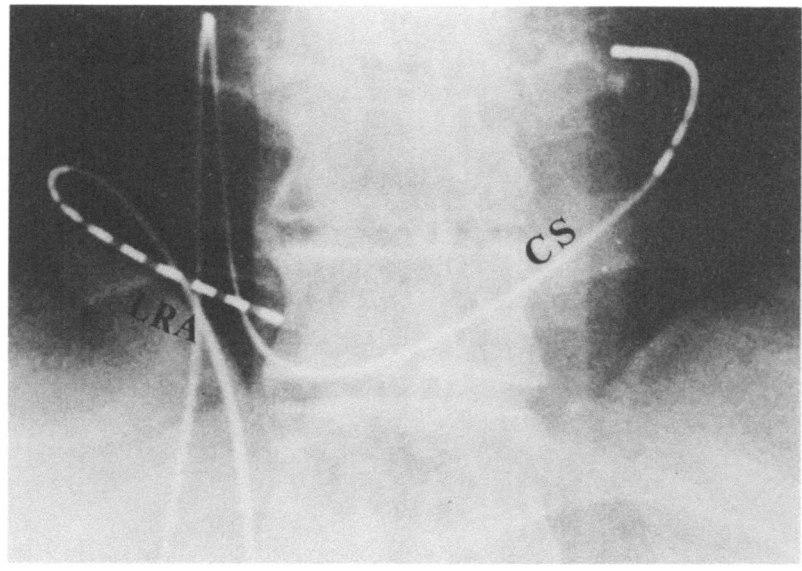

Abb. 135. Katheterlage bei interner atrialer Defibrillation (30 LAO-Projektion). Positionierung einer mehrpoligen Defibrillationselektrode in den Koronarsinus (*CS*) sowie in den lateralen rechten Vorhof (*LRA*). Intrakardiale Elektrogramme s. Abb. 136

Interne atriale Defibrillation

Vorhofflimmern

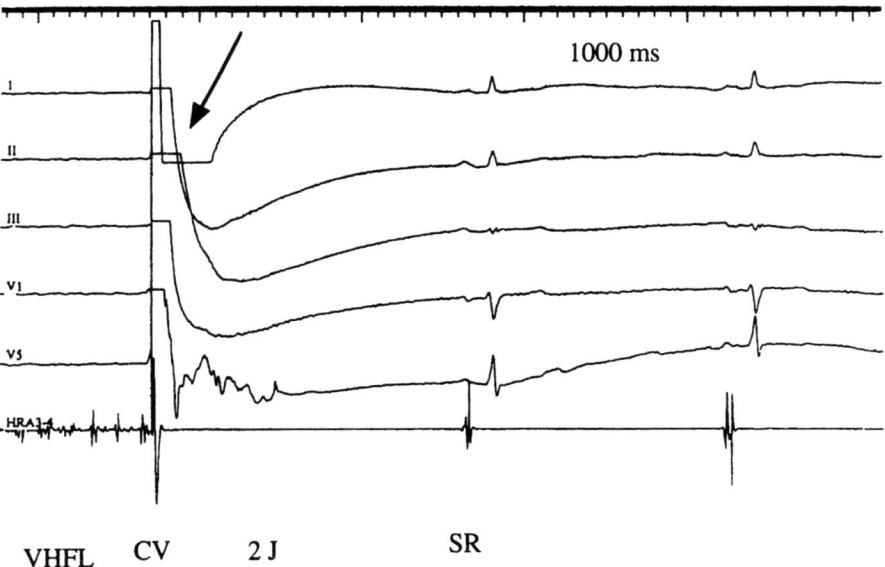

Abb. 136. Erfolgreiche interne atriale Defibrillation von Vorhofflimmern mit 2 J. Linker Bildteil: Ableitung von Vorhofflimmersignalen (VHFL) aus dem rechten Vorhof (*HRA*). Nach Kardioversion (*CV*) mit 2 J: Sinusrhythmus (SR)

Literatur

Akhtar M, Damato AN, Batsford WP et al. (1974) Demonstration of re-entry within the His-Purkinje System in man. Circulation 50:1150–1162

Akhtar M, Munster GB, Camm AJ et al. (1990) CAST and beyond. Implications of the cardiac arrhythmia suppression trial. Eur Heart J 11:194–199

Alt E, Schmitt C, Ammer R et al. (1994) Initial experience with intracardiac atrial defibrillation in patients with chronic atrial fibrillation. Pacing Clin Electrophysiol 17 (5):1067–1078

Almquist A, Goldenberg IF, Milstein S (1989) Provocation of bradycardia and hypotension by Isoproterenol and upright posture in patients with unexplained syncope. N Engl J Med 9 (6):346–351

Andresen D (1990) Nichtinvasives versus invasives Vorgehen bei Patienten mit lebensbedrohlichen Tachyarrhythmien. Herz 15:42–48

Bardy GH, Troutman C, Poole JE (1992) Clinical Experience with a tiered-therapy, multiprogrammable antiarrhythmia device. Circulation 85 (5):1689–1698

Bigger JT, Fleiss JL, Kleiger R, Multicenter Post-Infarction Research Group (1984) The relationships among ventricular arrhythmias, left ventricular dysfunction, and mortality in the 2 years after myocardial infarction. Circulation 69 (2):250–258

Block M, Hammel D, Borggrefe M (1991) Erste klinische Erfahrungen mit einem transvenös-subkutanen Defibrillationssystem. Z Kardiol 80:657–664

Borggrefe M (1994) Katheterablation tachykarder Herzryhthmusstörungen mittels Hochfrequenzstrom. Experimentelle und klinische Untersuchung. Steinkopff, Darmstadt

Borggrefe M, Budde T, Podczeck A et al. (1987) High frequency alternating current ablation of an accessory pathway in humans. J Am Coll Cardiol 10 3:576–582

Budde T, Breihardt G, Borggrefe M et al. (1987) Erste Erfahrungen mit der Hochfrequenzstromablation des AV-Leitungssystems beim Menschen. Z Kardiol 76:204–210

Caceres J, Jazayeri M, McKinnie J et al. (1989) Sustained bundle branch reentry as a mechanism of clinical tachycardia. Circulation 79 2:256–270

Cain ME, Luke RA, Lindsay BD (1992) Diagnosis and localization of accessory pathways. Pacing Clin Electrophysiol 15:801–824

Calkins H, Langberg J, Sousa J et al. (1992) Radiofrequency catheter ablation of accessory atrioventricular connections in 250 patients. Circulation 85 (4):1337–1346

Calkins H, Niklason L, Sousa J et al. (1991) Radiation exposure during radiofrequency catheter ablation of accessory atrioventricular connections. Circulation 84 (6) 2376–2382

Calkins H, Sousa J, El-Atassi R et al. (1991) Diagnosis and cure of the Wolff-Parkinson-White syndrome or paroxysmal supraventricular tachycardias during a single electrophysiologic test. N Engl J Med 324 (23):1612–1618

CAST (1989) Preliminary report: Effect of encainide and flecainide on mortality in a randomized trial of arrhythmia suppression after myocardial infarction. N Engl J Med 321 (6):406–412

Chen X, Borggrefe M, Hindricks G et al. (1992) Radiofrequency ablation of accessory pathways: Characteristics of transiently and permanently effective pulses. Pacing Clin Electrophysiol 15:1122–1130

Clayton RH, Murray A, Campbell WF (1994) Changes in the surface electrocardiogram during the onset of spontaneous ventricular fibrillation in man. Eur Heart J 15:184-188

Cooper RAS, Alferness CA, Smith WM et al. (1993) Internal cardioversion of atrial fibrillation in sheep. Circulation 87:1673-1686

Cosio FG, Lopez-Gil M, Goicolea A et al. (1993) Radiofrequency ablation of the inferior vena cava-tricuspid valve isthmus in common atrial flutter. Am J Cardiol 71:705-709

Dhingra RC, Wyndham C, Bauernfeind R et al. (1979) Significance of block distal to the his bundle induced by atrial pacing in patients with chronic bifascicular block. Circulation 60 (7):1455-1464

Dreifus LS, Fisch C, Griffin JC et al. (1991) Guidelines for implantation of cardiac pacemakers and antiarrhythmia devices. J Am Coll Cardiol 18 (1):1-13

Echt DS, Liebson PR, Mitchell LB et al. (1991) Mortality and morbidity in patients receiving encainide, flecainide or placebo. N Engl J Med 324 (12) 783-789

ESVEM Investigators (1989) Electrophysiology study versus electrocardiographic monitoring for selection of antiarrhythmic therapy of ventricular tachyarrhythmias. Circulation 79:1354-1360

ESVEM Investigators (1993) Determinants of predicted efficacy of antiarrhythmic drugs in the electrophysiologic study versus electrocardiographic monitoring trial. Circulation 87:3213-3329

Fananapazir L, Tracy CM, Leon MB et al. (1989) Electrophysiologic abnormalities in patients with hypertrophic cardiomyopathy. A consecutive analysis in 155 patients. Circulation 80 (5):1259-1268

Feld GK, Fleck RP, Chen PS et al. (1992) Radiofrequency catheter ablation for the treatment of human type 1 atrial flutter. Identification of a critical zone in the reentrant circuit by endocardial mapping techniques. Circulation 86 (4): 1233-1240

Feld GK, Fleck RP, Fujimura O et al. (1994) Control of rapid ventricular response by radiofrequency catheter modification of the atrioventricular node in patients with medically refractory atrial fibrillation. Circulation 90 (5):2299-2307

Ferguson TB, Cox JL (1993) Surgical therapy for atrial fibrillation. Herz 18:39-50

Fitzpatrick AP, Gonzales RP, Lesh MD et al. (1994) New algorithm for the localization of accessory atrioventricular connections using a baseline electrocardiogram. J Am Coll Cardiol 23 (1):107-116

Fitzpatrick AP, Lesh MD, Epstein LM et al. (1994) Electrophysiological laboratory, electrophysiologist-implanted, nonthoracotomy-implantable cardioverter/defibrillator. Circulation 89 (6):2503-2508

Fogoros RN, Elson JJ, Bonnet CA et al. (1992) Long-term outcome of survivors of cardiac arrest whose therapy is guided by electrophysiologic testing. J Am Coll Cardiol 19 (4):780-788

Franz MR (1983) Long-term recording of monophasic action potentials from human endocardium. Am J Cardiol 51:1629-1634

Fromer M, Brachmann J, Block M et al. (1992) Efficacy of automatic multimodal device therapy for ventricular tachyarrhythmias as delivered by a new implantable pacing cardioverter-defibrillator. Results of a european multicenter study of 102 implants. Circulation 86 (2):363-374

Fujimura O, Yee R, Klein GJ et al. (1989) The diagnostic sensitivity of electrophysiologic testing in patients with syncope caused by transient bradycardia. N Engl J Med 321 (25):1703-1707

Gallagher JJ, Svenson RH, Kasell JH (1982) Catheter technique for closed-chest ablation of the atrioventricular conduction system. N Engl J Med 306:194-200

Goldberger J, Kall J, Ehlert F (1993) Effectiveness of radiofrequency catheter ablation for treatment of atrial tachycardia. Am J Cardiol 72:787-793

Gonska BD, Cao K, Schaumann A et al. (1993) Ventrikuläre Makroreentry-Tachykardien vom „bundle branch"-Typ - Indikation für die Katheterablation. Z Kardiol 82:116-122

Gonska BD, Cao K, Schaumann A et al. (1994) Catheter ablation of ventricular tachycardia in 136 patients with coronary artery disease: Results and long-term follow-up. J Am Coll Cardiol 24(6): 1506–1514

Grimm W, Flores BF, Marchlinski FE (1993) Complications of implantable cardioverter defibrillator therapy: Follow-up of 241 patients. Pacing Clin Electrophysiol 16: 218–222

Haberl R, Steinbeck G (1990) Die Spektralanalyse des EKG zur Erkennung von Spätpotentialen als Marker für die Gefährdung durch bedrohliche Rhythmusstörungen des Herzens. Klin Wochenschr 68:744–749

Heinz G, Siostrzonek P, Kreiner G et al. (1992) Improvement in left ventricular systolic function after successful radiofrequency his bundle ablation for drug refractory, chronic atrial fibrillation and recurrent atrial flutter. Am J Cardiol 69:489–492

Hindricks G et al. (1993) The Multicentre European Radiofrequency Survey (MERFS): Complications of radiofrequency catheter ablation of arrhythmias. Eur Heart J 14:1644–1653

Hoffmann E, Mattke S, Dorwarth U et al. (1993) Temperature-controlled radiofrequency catheter ablation of AV conduction: first clinical experience. Eur Heart J 14:57–64

Huang SKS, Ezri MD, Hauser RG et al. (1988) Carotid sinus hypersensitivity in patients with unexplained syncope: Clinical, electrophysiologic, and long-term follow-up observations. Am Heart J 116 (4):989–996

Jackman WM, Wang X, Friday KJ et al. (1991) Catheter ablation of accessory atrioventricular pathways (Wolff-Parkinson-White Syndrome) by radiofrequency current. N Engl J Med 324 (23):1605–1611

Jackman WM, Beckman KJ, McClelland JH et al. (1992) Treatment of supraventricular tachycardia due to atrioventricular nodal reentry by radiofrequency catheter ablation of slow-pathway conduction. N Engl J Med 327 (5):313–318

Jazayeri M, Hempe SL, Sra JS et al. (1992) Selective transcatheter ablation of the fast and slow pathways using radiofrequency energy in patients with atrioventricular nodal reentrant tachycardia. Circulation 85 (4):1318–1328

Josephson ME, Horowitz LN, Farshide A et al. (1978) Recurrent sustained ventricular tachycardia. 2. Endocardial mapping. Circulation 57 (3):440–447

Josephson ME, Horowitz LN, Waxman HL et al. (1981) Sustained ventricular tachycardia: role of the 12-lead electrogram in localizing site of origin. Circulation 64 (2):257–272

Josephson ME, Kastor JA (1976) Paroxysmal supraventricular tachycardia. Is the atrium a necessary link? Circulation 54 (3):430–435

Josephson ME, Waxman HL, Cain ME et al. (1982) Ventricular activation during ventricular endocardial pacing. II. Role of pace-mapping to localize origin of ventricular tachycardia. Am J Cardiol 50:11–22

Kapoor WN, Hammill SC, Gersh BJ (1989) Diagnosis and natural history of syncope and the role of invasive electrophysiologic testing. Am J Cardiol 63:730–734

Kay GN, Chong F, Epstein AE et al. (1993) Radiofrequency ablation for treatment of primary atrial tachycardia. J Am Coll Cardiol 21 (4):901–909

Kleiger RE, Miller JP, Bigger JT et al. (1987) Decreased heart rate variability and its association with increased mortality after acute myocardial infarction. Am J Cardiol 59:256–262

Klein GJ, Bashore TM, Sellers TD et al. (1979) Ventricular fibrillation in the Wolff-Parkinson-White Syndrome N Engl J Med 301 (20):1080–1085

Klein LS, Shih HT, Hackett FK et al. (1992) Radiofrequency catheter ablation of ventricular tachycardia in patients without structural heart disease. Circulation 85 (5): 1666–1674

Krol RB, Morady F, Flaker GC et al. (1987) Electrophysiologic testing in patients with unexplained syncope: clinical and noninvasive predictors of outcome. J Am Coll Cardiol 10 (2):358–363

Kuck KH, Brugade P, Wellens HJJ (1983) Observations on the antidromic type of circus movement tachycardia in the Wolff-Parkinson-White syndrome. J Am Coll Cardiol 2 (5):1003-1010

Kuck KH, Schlüter M (1991) Single-catheter approach to radiofrequency current ablation of left-sided accessory pathways in patient with Wolff-Parkinson-White syndrome. Circulation 84(6):2366-2375

Kuck KH, Schlüter M, Geiger M et al. (1991) Radiofrequency current catheter ablation of accessory atrioventricular pathways. Lancet 337:1557-1561

Lemery R, Brugada P, Janssen J et al. (1989) Nonischemic sustained ventricular tachycardia: clinical outcome in 12 patients with arrhythmogenic right ventricular dysplasia. J Am Coll Cardiol 14 (1):96-105

Lesh MD, van Hare GF, Scheinmann MM et al. (1993) Comparison of the retrograde and transseptal methods for ablation of left free wall accessory pathways. J Am Coll Cardiol 22:542-549

Levy S, Lauribe P, Dolla E et al. (1992) A randomized comparison of external and internal cardioversion of chronic atrial fibrillation. Circulation 86 (5):1415-1420

Maggioni P, Zuanetti G, Franzosi MG et al. (1993) Prevalence and prognostic significance of ventricular arrhythmias after acute myocardial infarction in the fibrinolytic era. Gissi-2 results. Circulation 87 (2):312-322

McClelland JH, Wang X, Beckman KJ (1994) Radiofrequency catheter ablation of right atriofasicular (Mahaim) accessory pathways guided by accessory pathway activation potentials. Circulation 89 (6):2655-2666

McKenna W, Deanfield J, Faruqui A et al. (1981) Prognosis in hypertrophic cardiomyopathy: role of age and clinical, electrocardiographic and hemodynamic features. Am J Cardiol 47:532-538

McKenna WJ, Thiene G, Nava A et al. (1994) Diagnosis of arrhythmogenic right ventricular dysplasia/cardiomyopathy. Br Heart J 71 (3):215-218

Mirowski M (1985) The automatic implantable cardioverter-defibrillator: an overview. J Am Coll Cardiol 6 (2):461-466

Mirowski M, Reid PR, Mower MM et al. (1989) Termination of malignant ventricular arrhythmias with an implanted automatic defibrillator in human beings. N Engl J Med 303 (6):322-324

Mitteilungen der Deutschen Gesellschaft für Herz- und Kreislaufforschung (1993) Empfehlungen zur Implantation von Defibrillatoren. Z Kardiol 82:242-246

Mitteilungen der Deutschen Gesellschaft für Herz- und Kreislaufforschung (1994) Richtlinien zur Katheterablation bei Patienten mit tachykarden Rhythmusstörungen. Z Kardiol 83:870-876

Myerburg RJ, Kessler KM, Mallon SM et al. (1992) Life-threatening ventricular arrhythmias in patients with silent myocardial ischemia due to coronary artery spasm. N Engl J Med 326 (22):1451-1455

Nakagawa H, Beckman KJ, McClelland JH et al. (1993) Radiofrequency catheter ablation of idiopathic left ventricular tachycardia guided by a Purkinje potential. Circulation 88(6):2607-2617

Nibley C, Wharton JM (1995) Ventricular tachycardias with left bundle branch block morphology. Pacing Clin Electrophysiol 18: 334-356

O'Nunain S, Ruskin J (1993) Cardiac arrest. Lancet 341: 1641-1647

Olshausen KV, Witt T, Pop T et al. (1991) Sudden cardiac death while wearing a holter monitor. Am J Cardiol 67: 381-384

Packer DL, Bardy GH, Worley SJ et al. (1986) Tachycardia-induced cardiomyopathy: a reversible form of left ventricular dysfunction. Am J Cardiol 57: 563-570

Rabbani LE, Wang PJ, Couper GL (1991) Time course of improvement in ventricular function after ablation of incessant automatic atrial tachycardia. Am Heart J 121: 816-819

Reiffel JA, Kuehnert MJ (1994) Electrophysiological testing of sinus node. Function: Diagnostic and prognostic. Application-including updated information from sinus node electrograms. Pacing Clin Electrophysiol 17: 349–365

Ruskin JN (1992) Role of invasive electrophysiological testing in the evaluation and treatment of patients at high risk for sudden cardiac death. Circulation 85 (Suppl I): I-152–I-159

Saksena S (1994) Clinical outcome of patients with malignant ventricular tachyarrhythmias and a multiprogrammable implantable cardioverter-defibrillator implanted with or without thoracotomy: an international multicenter study. J Am Coll Cardiol 23 (7): 1521–1530

Scheinman MM, Morady F, Hess DS et al. (1982) Catheter-induced ablation of the atrioventricular junction to control refractory supraventricular arrhythmias. JAMA 248: 851–855

Schmidt G, Ulm K, Barthel P et al. (1988) Spontaneous variability of simple and complex ventricular premature contractions during long time intervals in patients with severe organic heart disease. Circulation 78 (2): 296–301

Schmitt C, Brachmann J, Saggau W et al. (1991) Kombinierte antibradykarde/anti-tachykarde Schrittmacher-Kardioverter-Defibrillator-Systeme bei Patienten mit rezidivierenden ventrikulären Tachyarrhythmien. Z Kardiol 80: 665–672

Schmitt C, Montero M, Melichercik J (1994) Significance of supraventricular tachyarrhytmias in patients with implanted pacing cardioverter defibriallators. Pacing Clin Electrophysiol 17 (3): 295–302

Schneider MAE, Kuck KH (1995) SAMI – Sotalol oder Amiodaron vs. ICD. Herzschr Elektrophys 5 (Suppl 1): 47–50

Schwartz JF, Tracy CM, Fletcher RD (1993) Radiofrequency endocardial catheter ablation of accessory atrioventricular pathway atrial insertion sites. Circulation 87 (2): 487–499

Schwartz PJ (1985) Idiopathic long QT syndrome. Progress and question. Am Heart J 109: 399–411

Senges J, Lengfelder W, Jauernig R et al. (1984) Electrophysiologic testing in assessment of therapy with sotalol for sustained ventricular tachycardia. Circulation 69 (3): 577–584

Siebels J, Cappato R, Rüppel R et al. (1993) ICD versus drugs in cardiac arrest survivors: preliminary results of the cardiac arrest study Hamburg. Pacing Clin Electrophysiol 16: 552–558

Singh SN, Fletcher RD, Fisher SG et al. (1995) Amidarone in patients with congestive heart failure and asymptomatic ventricular arrhythmia. N Engl J Med 333: 77–82

Stambler BS, Wood MA, Ellenbogen KA (1992) Sudden death in patients with congestive heart failure future directions. Pacing Clin Electrophysiol 15: 451–470

Steinbeck G, Andresen D, Bach P et al. (1992) A comparison of electrophysiologically guided antiarrhythmic drug therapy with beta-blocker therapy in patients with symptomatic, sustained ventricular tachyarrythmias. N Engl J Med 327 (14): 987–992

Sung RJ, Lauer MR, Chun H (1994) Atrioventricular node reentry: current concepts and new perspectives. Pacing Clin Electrophysiol 17: 1413–1429

Sweeney MO, Ruskin JN (1994) Mortality benefits and the implantable cardioverter-defibrillator. Circulation 89 (4): 1851–1858

Swerdlow CD, Winkle RA, Mason JW (1983) Determinants of survival in patients with ventricular tachyarrhythmias. N Engl J Med 308 (24): 1436–1442

Tamburro P, Wilber D (1992) Sudden death in idiopathic dilated cardiomyopathy. Am Heart J 124 (4): 1035–1045

Thiene G, Nava A, Corrado D et al. (1988) Right ventricular cardiomyopathy and sudden death in young people. N Engl J Med 318 (3): 129–133

Torres V, Flowers D, Somberg J et al. (1985) The clinical significance of polymorphic ventricular tachycardia provoked at electrophysiologic testing. Am Heart J 110(1): 17–23

Vedel J, Frank R, Fontaine G et al. (1979) Bloc atriculoventriculaire intra-Hisien définitif induit au cours d'une exploration endoventriculaire droite. Arch Mal Coeur Vaiss 72: 107–112

Viskin S, Belhassen B (1990) Idiopathic ventricular fibrillation. Am Heart J 120 (3): 661–671

Waldecker B, Brachmann J, Schmitt C et al. (1993) In-hospital experience with multiprogrammable implantable antitachycardia/antifibrillation devices. Eur Heart J 14: 492–498

Walsh EP, Saul JP, Hulse E et al. (1992) Transcatheter ablation of ectopic atrial tachycardia in young patients using radiofrequency current. Circulation 86 (4): 1138–1146

Wathen M, Natale A, Wolfe K et al. (1992) An anatomically guided approach to atrioventricular node slow pathway ablation. Am J Cardiol 70: 886–889

Wellens HJJ (1978) Value and limitations of programmed electrical stimulation of the heart in the study and treatment of tachycardias. Circulation 57 (5): 845–853

Wikstrand J, Kendall M (1992) The role of beta receptor blockade in preventing sudden death. Eur Heart J 13 (Suppl D): 111–120

Wilber DJ, Garan H, Finkelstein D et al. (1988) Out-of-hospital cardiac arrest. Use of electrophysiologic testing in the prediction of long-term outcome. N Engl J Med 318 (1): 19–24

Williamson BD, Man KC, Daoud E et al. (1994) Radiofrequency catheter modification of atrioventricular conduction to control the ventricular rate during atrial fibrillation. N Engl J Med 331 (14): 910–917

Wolff L, Parkinson, J, White PD (1930) Bundle-branch block with short P-R-interval in healthy young people prone to paroxysmal tachycardia. Am Heart J V (6): 685–704

Wu D, Denes P, Amat-Y-Leon F et al. (1977) An unusual variety of atrioventricular nodal-re-entry due to retrograde dual atrioventricular nodal pathways. Circulation 56 (1): 50–59

Wu D, Denes P, Wyndham C et al. (1975) Demonstration of dual atrioventricular nodal pathways utilizing a ventricular extrastimulus in patients with atrioventricular nodal re-entrant paroxysmal supraventricular tachycardia. Circulation 52: 789–798

Zipes DP (1992) Sudden cardiac death. Future approaches. Circulation 85 (Suppl I): I-160-I-166

Weiterführende Literatur (Auswahl)

Huang SKS (1995) Radiofrequency catheter ablation of cardiac arrhythmias. Basic concepts and clinical applications. Futura, Armonk New York

Josephson ME (1993) Clinical cardiac electrophysiology: Techniques and interpretations, 2nd edn. Lea & Febinger, Philadelphia London

Lüderitz B (1993) Therapie der Herzrhythmusstörungen. Leitfaden für Klinik und Praxis, 4. Aufl. Springer, Berlin Heidelberg New York Tokyo

Zipes DP, Jalife J (1995) Cardiac electrophysiology. From cell to bedside. 2nd edn. Saunders, Philadelphia London Toronto Montreal Sydney Tokyo

Sachverzeichnis

(Seitenzahlen für Abbildungen sind *kursiv* gedruckt)

Aberranz *80, 108*
Ablation (s. Katheterablation) 58
Aktivationsmapping 148
Aktivationssequenz 8
- anterograd *10*
- retrograd *10*
Akzeleration *45, 126, 140*
akzessorisches Leitungsbahnpotential
 55, 60, 77, 87
Alternans *78, 84*
antidrome Tachykardie 46, *88, 90*
atriale Refraktärzeit *19*
atriale Stimulation *12-21*
- 2:1-Block 8, *14*
- Wenckebachpunkt 8, *13*
atriale Tachykardie 113-119
Atropin 8
AV-Dissoziation 125, *133*
AV-Knotentachykardie 92-111
- aberrante Überleitung mit
 Rechtsschenkelblock *108*
- Ablation der schnellen Leitungsbahn
 60, *102, 103*
- Ablation der langsamen Leitungsbahn
 61, *106, 107*
- Induktion *99*
- ungewöhnliche Form *112*
AV-Leitungsweg
- langsamer *16*
- schneller *15*

bifaszikulärer Block *37*
Bradykardien 35-40
bundle branch reentry *27, 28*
Bundle-branch-reentry-VT 63, 124, *150, 151*
- Katheterablation 153
- Mechanismus *152*

CAST-Studie 124

duale AV-Leitungseigenschaften *16*

Echoschlag
- AV-nodaler *21*, 61

- idioventrikulärer *29*
- intraatrialer *20*
ESVEM-Studie 124

fast pathway 106
fraktionierte Elektrogramme 147

Gap-Phänomen 18

His-Bündelableitung 1-5
HV-Zeit, verlängerte 36, *37*
hypersensitiver Karotis-Sinus *40*

IAR, intraatriales reentry *20*
ICD (implantierbarer kardioverter-
 Defibrillator) 126-129, 139-149
- antitachykarde Stimulation, interne
 Defibrillation *140*
- inadäquate Aktivierung *145*
- Programmierungsbeispiel *144*
idiopathische ventrikuläre Tachykardie
 62, *156*
- Katheterablation 158
idioventrikulärer Reentry (IVR) *29*
incessant ventricular tachycardia 125, *146*
- Katheterablation *148*
Infra-His-Block *33, 34, 36, 38, 39*
interne atriale Defibrillation 164, *165*
interner Defibrillator (s. ICD) 139-145
Isoproterenol 8

jump *16, 92, 99*
junktionale Schläge 60, *104*

Kammerarrhythmien 123-163
Kammerflimmern 123, 127, *131, 138,
 140, 141, 142*
Katheterablation 58-63
- von akzessorischen atrioventrikulären
 Leitungsbahnen 54, 55, 58-60,
 66-107
- bei atrialen Tachykardien 59, *118*
- AV-Knoten-Modulation 60, *102-107*

Katheterablation (*Forts.*)
– des AV-Knotens 61, *122*
– Ein-Katheter-Technik *59, 67*
– bei Kammertachykardien 62, *148, 153, 158*
– bei Vorhofflattern 59
Koronarsinusdarstellung *65*
Koronarsinusmapping *64, 85*
korrigierte Sinusknotenerholungszeit 12

linksschenkelblockförmige Tachykardien,
  Differentialdiagnose 92

Mahaim-Bündel *90, 91*
Modulation der AV-Überleitung 62,
  102–107
monophasische Aktionspotentiale *161*

Normwerte bei atrialer Stimulation 32

orthodrome AV-Reentrytachykardie 46,
53, 70, 78, 80

pace mapping 62
permanente junktionale
  Reentrytachykardien (PJRT) 47
plötzlicher Herztod *131*
Präexzitationssyndrome 46–91
programmierte ventrikuläre Stimulation
  9, *24–31*, 124, *135, 136*
programmierte Vorhofstimulation 8, *15–21*

QT-Syndrom *160, 161*

Radiofrequenzablation (s. Katheterabla-
  tion) 58
rechtes Bündelpotential 4, 5, *152*
rechtsventrikuläre Dysplasie 123, *154*
– Diagnoseschema 155
Refraktärzeit des AV-Knotens *17*
Resetting *101*
retrograde His-Aktivierung *25–27, 88*
Richtlinien zur ICD-Implantation 127
Richtlinien zur Katheterablation 59

sekundäre Pausen 35
serielle elektrophysiologische Testung 124
Sinusknotenerholungszeit *12*, 35
slow pathway 102
suprahisärer Block *13, 14*

T-Wellenschock 142
Tachyarrhythmia absoluta,
  Linksschenkelblock *120*
Tachykardien 41–163
transseptale Technik zur Katheterabla-
  tion 69

Überstimulation *44*, 126, *137*, 140
unaufhörliche ventrikuläre Tachykardie
  63, *146*

VA-Leitungsweg
– langsamer *31*
– schneller *30*
ventrikuläre Stimulation *22–31, 135–138*
– keine retrograde Leitung 22
– retrograde Leitung 23
ventrikuläre Tachykardie 123–163
– idiopathische 124, *156–158*
– monomorphe 124, *132–140*
– polymorphe *136, 162*
– Überstimulation *137*
ventrikuloatriale Leitung 23
Vorhofflattern 43–45, *72*, 113, *145*
– Überstimulation *44*
Vorhofflimmern 42, 48, 113, *120*
– AV-Ablation 62, *122*
– interne atriale Defibrillation 164
– mit Linksschenkelblock *120*
– bei WPW-Syndrom *48, 71*
Vorhoftachykardien (atriale Tachykardien)
  113, *114–118*
– Katheterablation *118*

warming up 113
Wenckebach-Punkt 8, *13*
WPW-Syndrom 46–89
– akzessorisches Leitungsbahn-Potential
  55, 60, 77, 87
– antidrome Tachykardie *88*
– atriale Stimulation *51–53*
– intermittierendes 46, *76, 79*
– intrakoronares Mapping 73
– Katheterablation 58–60
– orthodrome Tachykardie 46, *70, 78, 84, 85*
– Induktion *52*
– verborgenes 46, *84*
– Vorhofflattern *72*
– Vorhofflimmern *48, 71*

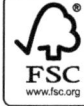

If you have any concerns about our products,
you can contact us on
ProductSafety@springernature.com

In case Publisher is established outside the EU,
the EU authorized representative is:
Springer Nature Customer Service Center GmbH
Europaplatz 3, 69115 Heidelberg, Germany

Printed by Libri Plureos GmbH
in Hamburg, Germany